歴史文化ライブラリー

342

江戸の流行り病

麻疹騒動はなぜ起こったのか

鈴木則子

館

目　次

医療の広がりとマニュアル化

麻疹景気をめぐる攻防

1　江戸の麻疹世界——プロローグ

文久二年の夏

文久二年（一八六二）の夏の江戸は、いつもと様相を一変させていた。例年は藪入《やぶい》りの少年で賑わう浅草寺に千日詣の参詣人の姿はまばらで、両国橋界隈は納涼客を当て込んで立ち並ぶはずの屋台の燈火も見えず、まさに火が消えたようなさびしさ。江戸っ子が毎日通うことを習慣にしている銭湯や、不夜城であるはずの吉原《よしわら》ですら客がいない。そして、普段は魚市場に行き来する大勢の人でごった返している日本橋の上を、多い日は二〇〇近い棺桶が寺へ向かって渡っていった。

右は江戸の町名主・斎藤月岑《げつしん》（一八〇四〜七八年）の筆になる年代記『武江年表《ぶこうねんぴょう》』が描く、二六年ぶりの麻疹《はしか》大流行がもたらした江戸の町の光景である。この年の麻疹は多数の死者を出したことが、さまざまな書物に記録されている。現代の日本では、麻疹は毎年春

表1　江戸時代麻疹流行年表

慶長12年（1607）
元和２年（1616）10月
正保３年（1646）５月
慶安２年（1649）３月
寛文10年（1670）２月
元禄３年（1690）３月上旬～４年５月
宝永５年（1708）秋～６年春
享保15年（1730）９月～16年正月
宝暦３年（1753）４月～10月
安永５年（1776）３月末～初秋
享和３年（1803）３月下旬～６月
文政６年（1823）11月～７年３月
天保７年（1836）７月～８年正月
文久２年（1862）６月～閏８月

＊主として，江戸・上方の流行期間を示す．

先を中心に流行する小児感染症だが、江戸時代にはおおよそ十数年から二十数年の間隔で流行した。江戸時代を通じては、一四回流行したことが確認できる（表1）。ために小児だけでなく、幼児期に流行を経験しなかった大人も大勢発病して、犠牲者を増やしたようだ。

　特に文久二年の流行の際には、入浴・月代《さかやき》・房事（性交）・音曲《おんぎょく》・酒・魚・種々の野菜や果物・蕎麦などが、病中だけではなく病後も「後養生《あとようじょう》」として四九日間、時には一〇〇日間禁じられ、これらの禁忌を守らないと麻疹が再発したり、さまざまな後遺症に悩まされるという情報が、養生書や、「はしか絵」と呼ばれる錦絵《にしきえ》などを通じて広まった（図1）。そのために、禁忌に関連する風呂屋や床屋・遊郭・酒屋・魚屋・蕎麦屋などの商売が成り立たなくなる（図2）。病後の休養を長く取るようになったため、労働力不足も深刻化した。

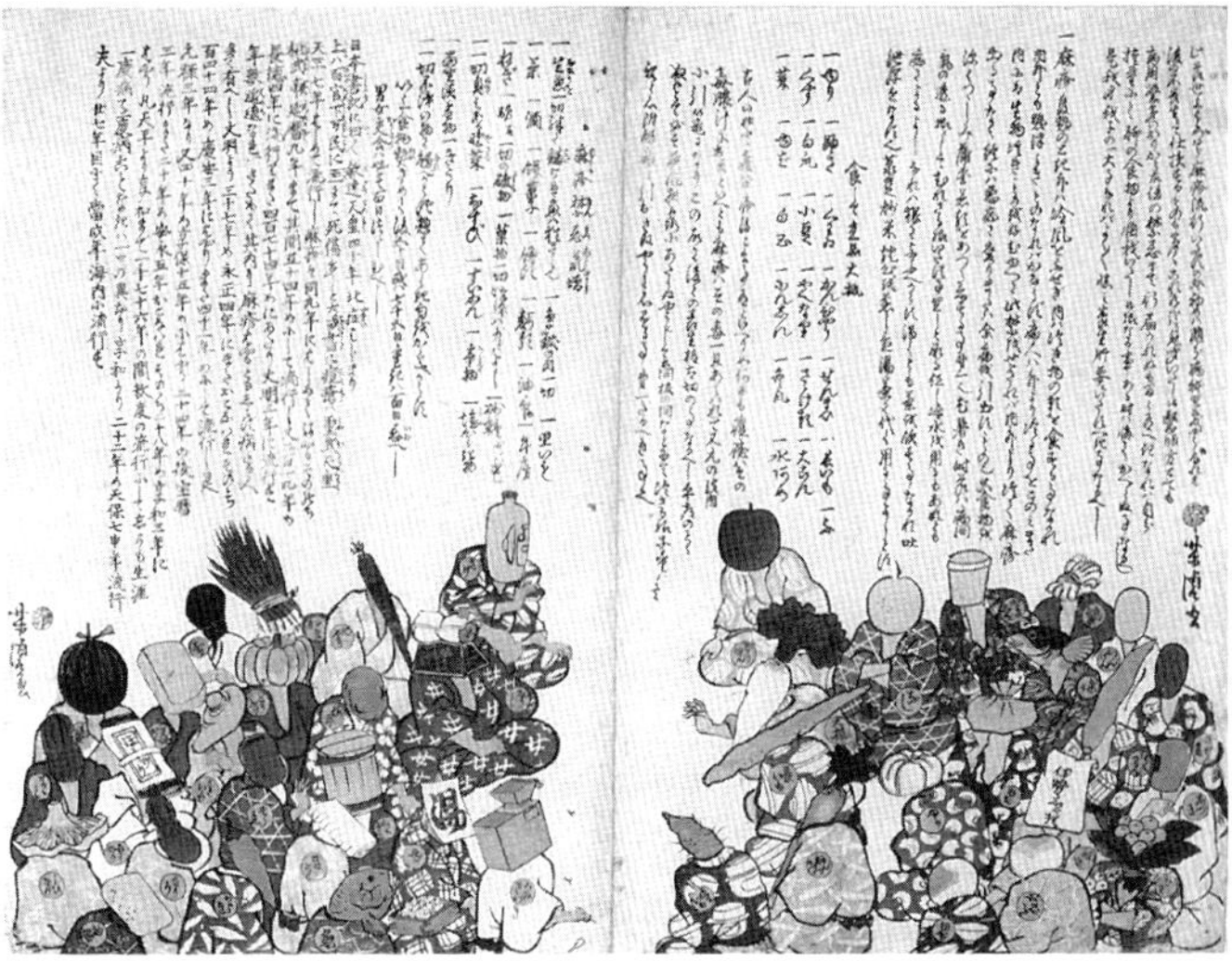

図１　はしか絵「疹禁忌荒増」（文久２年７月．芳虎画．内藤記念くすり博物館所蔵）

麻疹の禁忌が左側，よいとされたものが右側に擬人化して描かれる．

その一方で医者と薬屋が大繁盛し、麻疹薬や麻疹によいとされた食べ物の値段が暴騰して経済的混乱が起こる。日常機能が麻痺《まひ》した町々では、神を鎮めて災難を逃れようと、大がかりな山車《だし》を曳いて練り歩くこともした。まさに、〝麻疹クライシス〟とでも呼ぶべき社会状況が出現したのである。

「麻疹は命定め」か

それにしても、本当に麻疹でそんなに多くの人が犠牲になるものだろうか。誰もが当然抱く疑問だろう。江戸時代、「疱瘡《ほうそう》は見目定《みめさだ》め、麻疹は命定め」という諺《ことわざ》がある。この諺がいつ頃成立したものかははっきりしないが、少なくとも江戸時代には広く知られていたようだ。十七世紀から十八世紀にかけて活躍した医師、香月牛山《かつきぎゅうざん》（一六五六〜一七四〇年）の書いた『牛山活套《かっとう》』（元禄十二年〈一六九九〉自序）にもみられる。

疱瘡、すなわち天然痘は、膿疱性発疹の跡があばたとなって残ることがあるために「見目定め」と言われたのは、よく理解できる。だが、麻疹が「命定め」とされるのはなぜか。

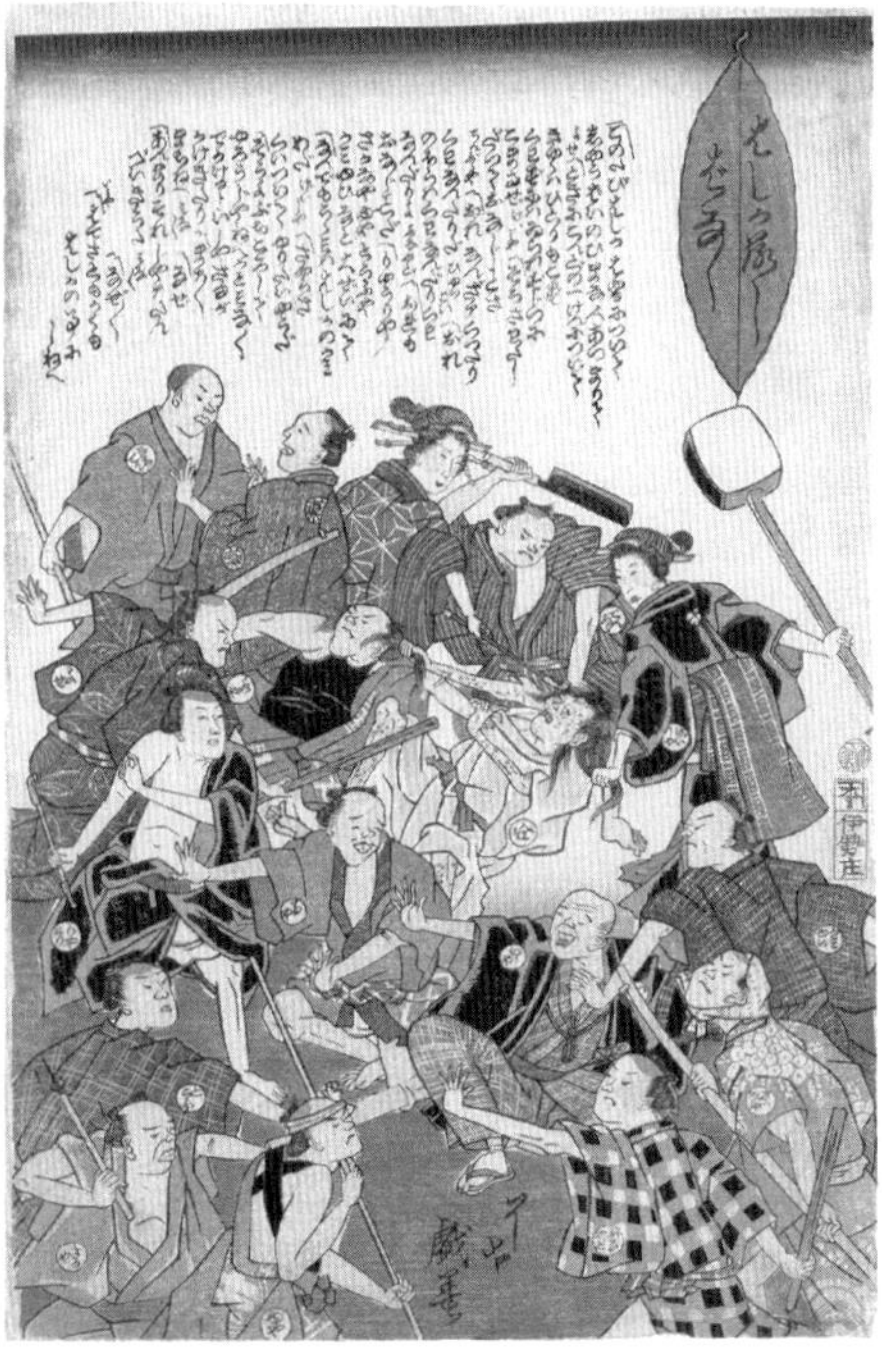

図2　はしか絵「はしか落しばなし」（文久2年7月．了古画．内藤記念くすり博物館所蔵）

麻疹で不況になった魚屋や遊女らが怒って中央の麻疹神を襲撃するのを，麻疹で儲かった医者や薬屋がかばう．

これについて牛山は、麻疹は一般的には疱瘡よりも軽い病気ではあるが、治療法が少なく、また治療を誤ると病状が急変して命に関わることもあるからだ、と説明する。つまり、麻疹をあなどるな、という警告だというわけだ。

面白い説明もある。天保十二年（一八四一）に水野沢斎《たくさい》が著した養生書『養生弁』は、この諺ができた頃は疱瘡は軽い病気だったが、厚味を好み、また砂糖を使うような食生活の変化によって重篤な病へと変化したという。そして近年では、疱瘡は「見目定め命さだめ」となったと述べている。麻疹については言及していないが、とりあえず疱瘡は、人間の生活の変化によって疫学的変化を遂げ、かつての諺が疱瘡の実態にあわなくなっているとみている。

死亡統計の記録

文久二年（一八六二）の麻疹の実際の被害状況を知るために、死亡者数の統計は正確ならば、きわめて有効な史料だ。『藤岡屋日記《ふじおかやにっき》』は江戸で古本屋を営んでいた須藤由蔵《すどうよしぞう》（一七九三〜?年）が、文化元年（一八〇四）から明治元年（一八六八）までの、江戸町触《まちぶれ》、諸事件の評判、落首・落書などを編年で集成した江戸市中の諸事記録である。ここに、江戸町奉行支配下の市中名主が書き上げたという死者数が載る。それによると、文久二年六月から八月の麻疹による江戸市中死亡者は一万四二一〇人、「暴瀉病《ぼうしゃびょう》」（コレラ）その他による死亡者六七四二人である。当時の江戸町方人口を約五〇万人と見積もると、その四%ほどが数ヵ月の間に麻疹もしくはコレラなどで死亡したことになる。にわかには信じがたい膨大な数字である。

では他地域と比べたときはどうなのか。越中《えっちゅう》の文久二年九月「砺波《となみ》郡麻疹病死人覚書」によると、九万三三九四人の「麻疹煩人《わずらいにん》」のうち、病死人は六三五八人である（『富山県史』資料編）。総人口は不明だが、麻疹にかかった場合の死者の割合、すなわち致死率は約六・九%である。

また播磨《はりま》国龍野藩領の、大庄屋片岡徳太郎が管轄した十五ヵ村は、文久二年十一月「麻疹流行ニ付相《あい》煩《わずらい》候《そうろう》人別《にんべつ》並ニ病死之もの取調書類」によると、麻疹にかかったのは二九八四人、死亡者は一〇三人である（国際日本文化研究センター、宗田文庫蔵）。やはり総人口は不明だが、家ごとの病人の書上げをみると、二十六歳以下の若者と子供はほとんどすべてが罹患《りかん》したようだ。この地域の致死率は約三・五%である。

そこで、次のような試算をしてみた。麻疹の感染力の強さを考慮して、江戸の場合も龍野藩領同様に、前回の天保七年（一八三六）の流行以降に生まれた二十六歳以下の若者と子供の、ほぼすべてが罹患したと仮定してみる。幕末期江戸の町では、地方からの流入者の家族形成と定着が進んでいて、町人人口の大半が市中出生者であることから（斎藤修『商家の世界・裏店の世界』）、三角形の人口ピラミッドが形成されていたと考えられる。ここから、江戸町方人口五〇万人のうち五～六割が二十六歳以下とみると、麻疹病人は二五万～三〇万人、『藤岡屋日記』に載る麻疹死者数一万四二一〇人に基づき江戸の麻疹致死率を試算すると四・七～五・七％となり、砺波郡と龍野藩領の致死率の中間くらいとなる。

文久二年の麻疹治療にあたった山田業広《やまだぎょうこう》（一八〇八～八一年）は、原南陽《はらなんよう》（一七五二～一八二〇年）が享和三年（一八〇三）の流行時の治療経験をもとに、医書『叢桂亭医事小言《そうけいていいじしょうげん》』（文化二年自序）に麻疹を「軽症」と書き残していることに対し、次のように批判する。

余、文政七年ノ流行、天保七年ノ流行ニ遇《あい》タレトモ、死タリト云コトハ稀ニ聞ノミナリキ。文久二年ノ夏、流行ノ初ニ矢張《やはり》例ノ軽症ニテ、升麻葛根湯《しょうまかっこんとう》・消毒飲位ニテ済ムヘシナト言ヒタルニ、重症ノミニテ殆《ほとん》ト当惑セシナリ。江戸ニテ死セルモノ幾千人ト云コトヲ知ラズ。原翁（原南陽を指す、筆者注）ノ頃ノ麻疹モ、余カ遇タル初二度ノ如キモノナラン。夫故《それゆえ》ニ軽々シク思ヒテ禁忌ナドヲ厳戒セザルナリ。

（山田業広『医事小言補正』慶応元年〈一八六五〉序文）

山田は、麻疹と一口に言っても、流行年によって症状の重さが異なることを指摘する。そして文久二年の麻疹は、文政六年・天保七年の、二度の麻疹治療を経験した山田にとっても、それまで経験したことのないくらい重い症状をみせたのだった。

麻疹の疫学的変化

実は江戸時代の日本とよく似た麻疹流行の事例を、同時代の海外に見いだすことができる。熱帯医学を研究する山本太郎は、十九世紀半ば、麻疹は世界的にはすでにありふれた感染症になっていたが、孤立した辺鄙な島々では、その後も何十年かに一度の頻度で疫病的に流行し、多くの犠牲者を出したと述べ、いくつかの事例を紹介している（『感染症と文明　共生への道』）。

フェロー諸島では一八四六年の麻疹流行の際に、七八〇〇人の島民中、約六一〇〇人もの人が感染した。この年の死者数はそれほどでもなかったが、前回の流行は六五年前の一七八一年で、そのときには多くの死者を出したという。

フィジー島では、海外訪問で感染して帰国した王族を介し、一八七五年に流行した。三ヵ月で全人口約一五万人のうち、四万人が死亡し、その死亡率、実に二五％を超えた。

麻疹が最後まで疫病として流行したのは北極圏の島々で、アイスランドでは一八四六年、一八八二年、一九〇四年といった具合に、二〇年から三〇年の間隔で流行した。

一九五一年のグリーンランドでの流行が、麻疹の処女地における、最後の大規模な流行となった。南部の住人四二六五人中、感染を免れたのは数十人だけである。症状は肺浮腫による心不全がもっとも重篤な合併症で、感染者の約二％にみられた。その他、脳炎が六人、多くの人は肺炎と中耳炎を併発し、もっとも頻度の高い合併症は鼻血だった。あとで紹介することになるが、江戸時代の麻疹もまた、鼻血がつきものである。グリーンランドでは麻疹流行後に結核の新規患者が増加したという報告も興味深い。結核もまた、江戸の町の人々を悩ませた代表的な感染症の一つである。

山本は、麻疹がありふれた疾病になっていったのは、大量輸送を含む交通手段の発達や、世界全体が一つの分業体制に組み込まれていく近代世界システムへの移行によるものだと述べる。つまり、人やものの行き来が活発になるのに伴って、流行の頻度があがる。すると、未感染者は流行を経験したことのない小児中心となり、麻疹は小児感染症へ変化するのである。大人になって感染すれば致死的な感染症も、小児期に感染すればそれほど大事に至らず、死亡者数は激減するわけだ。

だから欧米ではすでに二十世紀初頭から麻疹による死亡が大きく減少する。予防接種が導入されるはるか前の一九四〇年代には、一〇〇年前に比べて一割程度にまで落ちていたという。これに対して開発途上国では、現代でも麻疹死亡率は五～一〇％にものぼる。

日本の場合は、幕末に鎖国を解き、海外との交流が盛んになっていくなかで、麻疹流行の間隔が狭まって、一九一〇年代の東京では、二年おきくらいに流行を繰り返す小児感染症へと変化した（鈴木晃仁「麻疹の周期性と近代日本の疫病伝播の分析」）。

海外の島国の事例から推察しても、やはり『藤岡屋日記』の麻疹死者数は、それほど大仰なものではなかった可能性が高い。

江戸的麻疹世界

少なくとも江戸時代の麻疹は、文字どおり〝江戸時代の麻疹〟であって、小児感染症と化した現代の麻疹と同じではない。これまで感染症の歴史を研究してきた私にとって、この事実は衝撃的であった。ここまで病気そのものが疫学的変化を遂げるものであるとは、想定していなかったからだ。

これから本書が紹介する麻疹をめぐる史料は、医学書や御触書、文学作品や日記、浮世絵と多岐にわたる。それは江戸時代の人々が、これでもかと言うほど麻疹を多彩な形で記録し、共有したからに他ならない。それだけ麻疹とは江戸時代の人々にとって、インパクトのある流行病だったのである。

ところが、これらの史料は現代人の麻疹認識で読むと理解不能で不可思議なものが多い。本当に麻疹で人がこれほど死ぬのか、なぜこんなばかばかしい禁忌を、医者から市井《しせい》の人々まで必死になって守るのか、なぜ人が大勢死ぬと騒ぎながら、病気を題材に戯作《げさく》や錦絵を作って楽しめるのか、そしてどうしてそんな〝不謹慎〟なものが飛ぶように売れるのか……。

だが、感染症が地理的条件や政治・経済・文化の影響を受けて変化するという事実、つまり感染症にはそのときの社会の歴史が刻み込まれていて、現代人の疾病観を尺度にしてかつての病気とその周辺の文化を理解することはできない、ということを前提に史料を読み返すならば、不可思議にみえた記録の一つ一つが、人が感染症とともに生きた（ともに生きざるを得なかった）頃の生活の歴史を、あざやかに語り出してくれるのではないだろうか。

このような期待のもと、主に江戸の町にまつわる麻疹の史料を、医療と人々の生活の移り変わりに注目して読みといていった。そしてみえてきたのは、豊かな都市生活を背景として急速に進む医療の広がり、大衆化のありさまであり、それと併行して起こった医療や養生の商品化という事態であった。

私が理解不能、不可思議と感じた麻疹をめぐる史料群＝江戸的麻疹世界は、どうやら近代社会から遠い暗闇に広がる素朴な小宇宙ではない。そんな確信に導かれ、私は、江戸時代の人々の生活史を、流行病という非日常の出来事を切り口にして、ここに描いてみたいと思うに至ったのである。

現代日本の麻疹

本論に入る前に、やはり現代の日本の麻疹事情についても、国立感染症研究所の感染症情報センターが公開しているデータなどから簡単に確認しておくことにしよう。

麻疹は麻疹ウイルスによって起こる感染症で、人から人へ感染する。感染経路としては空気（飛沫核）感染のほか、飛沫や接触感染などさまざまな経路があるが、その感染力はきわめて強い。麻疹の免疫がない集団に一人の発症者がいたとすると、一二〜一四人の人が感染するとされている。ちなみにインフルエンザでは一〜二人である。

しかも、感染はしても症状が出ない、いわゆる不顕性感染はほとんどなく、感染すれば九〇％以上の人が発症する。そのために、ひとたび流行すれば相当数の未感染者が感染・発症をみることになる。

現代医学では麻疹の経過を「潜伏期」→「カタル期（前駆期）」→「発疹期」→「回復期」の四期に分けている。

感染すると一〇〜一二日間の「潜伏期」を経て、発熱や咳などの症状で発症し、「カタル期」に入る。この時期は三八度前後の発熱、倦怠感、そして咳・鼻みず・くしゃみなどの上気道炎症状と、結膜充血・目やに・光をまぶしく感じるなどの結膜炎症状が現れ、これらカタル症状は次第に強くなる。乳幼児では下痢、腹痛を伴うことも多い。そして、発疹が現れる一、二日前頃、口の中の頰の裏側に、麻疹に特徴的な白色の小さな斑点（コプリック斑）が出る。

やがて体温は一度程度下がるが、半日くらいのうちに再び高熱（多くは三九度以上）が出るとともに発疹がみられる「発疹期」に入る。発疹は耳後部、頸部、前額部から出始め、翌日には顔面、体幹部、上腕におよび、二日後には手足の先にまで達する。発疹が全身に広がるまで、三九・五度以上の高熱が続き、カタル症状もいっそう強くなる。

合併症のない限り、七〜一〇日後にはこれらの主症状は回復する。ただし、この「回復期」に入ってもリンパ球機能などの免疫力が下がるために、しばらくは他の感染症にかかると重症になりやすい。また、体力などが戻って来るまでには結局一ヵ月くらいかかることが珍しくない。

二〇〇〇年に大阪で麻疹が流行したときの調査によると、合併症の発症率は三〇％以上であり（肺炎一五・二％、腸炎三・一％、脳炎〇・八％など）、また発症者の平均入院率は四〇％にものぼった（平成十三年度大阪感染症流行予測調査結果報告書）。二〇〇七年、二〇〇八年には各九例の脳炎合併症例が報告されている（二〇〇九年は報告なし）。

世界的にみれば、途上国を中心に毎年二〇〇〇万人が発症し、麻疹による死者の推算値は一九九九年には八七万三〇〇〇人だった。予防ワクチン二回接種の普及によって二〇〇五年には三四万五〇〇〇人へと約六割減少し、さらに二〇〇八年の推定死亡者数は一六万四〇〇〇人になったものの、ＷＨＯ（世界保健機関）にとって麻疹撲滅は今なお大きな課題であることに違いはない。

ただし、欧米諸国やオーストラリア、韓国などはすでに国内からの麻疹ウイルスの排除に成功している。依然として多数の患者の報告があるのは、主にアジアとアフリカ諸国で、日本はその麻疹後進国の一つである。日本は二〇一二年に麻疹を国内から排除することを目標に掲げ、二〇〇八年度から五年間の経過措置として、幼児期だけでなく、十代での二回目のワクチン接種の機会を設けている。それによって二〇〇八年の麻疹の報告数は一万一一〇五例であったものが二〇〇九年は七四一例と大幅に減少したものの、接種率はいまだ目標には達していない。そのため二〇一二年に麻疹撲滅という目標は達成できないだけでなく、今後再び大流行が起こることすら予想されている。麻疹は日本人にとって、当面は過去の病になってくれそうもないのである。

麻疹への注目

将軍の感染症対策

麻疹流行年表の洩れ

江戸時代後期に出版された麻疹の養生書や、麻疹を題材とする錦絵「はしか絵」の中には、麻疹の流行年表を付すものも多い（図3）。これは読者に、麻疹が二〇年から三〇年間隔の〝周期性〟を持つ病気であることを示すためらしい。ただしほとんどの年表は、享保十五年（一七三〇）以後はきちんと記載されているが、それより前の流行年には漏れがある。

たとえば徳川幕府が編纂した徳川家の記録『徳川実紀《とくがわじつき》』には、正保三年（一六四六）五月に三代将軍徳川家光《いえみつ》（一六〇四〜五一年）の娘である、満九歳の千代姫が麻疹にかかった記事が載る。だがこの年の流行は、はしか絵の麻疹年表に登場しない。また、紀州藩家老石橋家の記録『家乗《かじょう》』の寛文十年（一六七〇）二月に麻疹罹患《りかん》記事があるので、この年も麻疹が流行したと考えられるが、これもみえない。さらにはこれからとりあげる、五代将軍徳川綱吉《つなよし》（一六四六〜一七〇九年）の死因となった宝永五年（一七〇八）の冬から六年春の流行さえも抜けている場合がある。

記録に疎漏があるのは、一つには、麻疹に限らず江戸時代前期の史料一般が、後の時代に比して相対的に残り方が少なく、忘れ去られてしまった、ということもあろう。が、そ

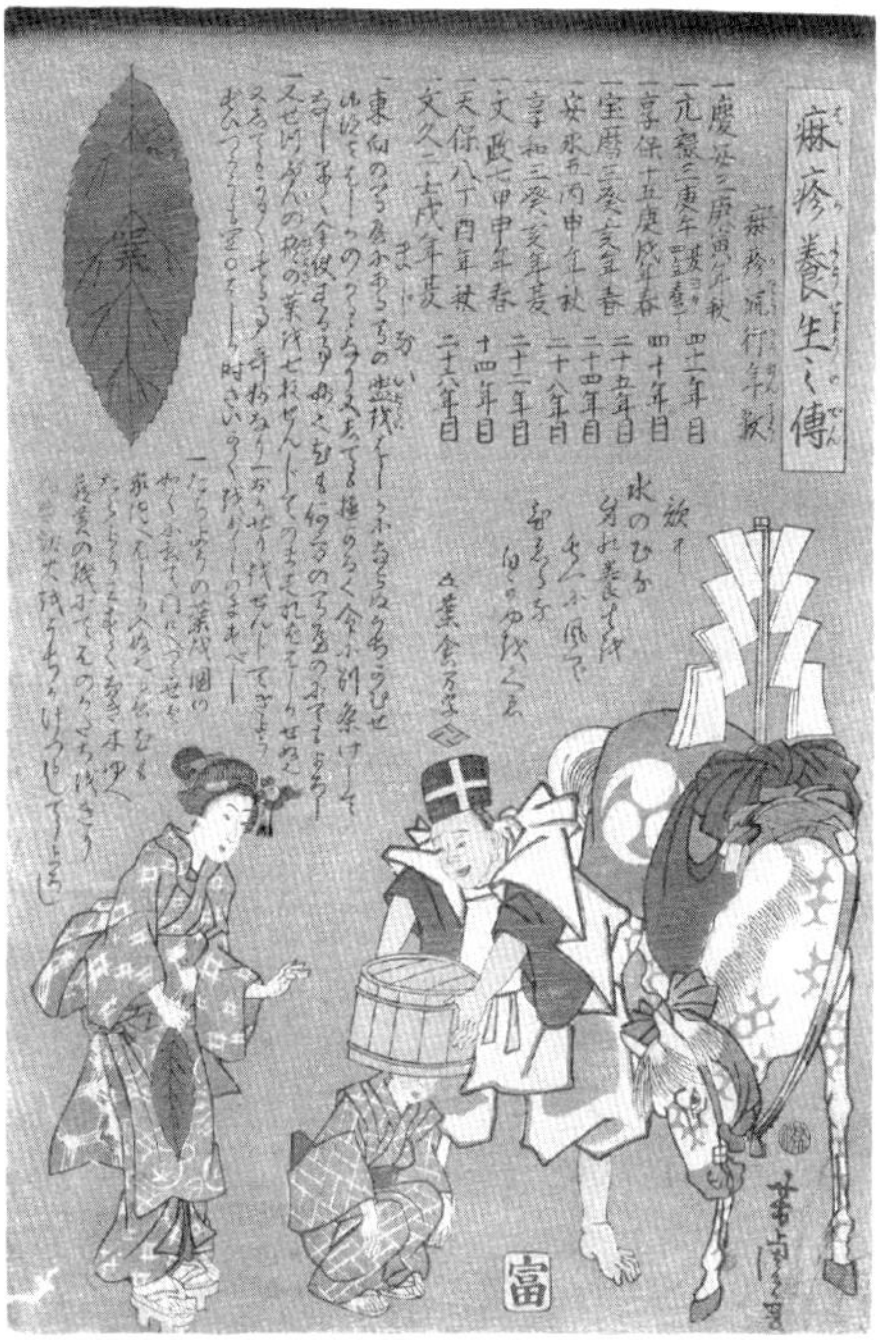

図３　はしか絵「麻疹養生之伝」（文久２年４月．芳虎画．内藤記念くすり博物館所蔵）

麻疹流行年表と種々のまじないを載せる．絵は，馬の飼い葉桶をかぶると麻疹にかからない，もしくは軽くすむ，というまじない．特に浅草寺の神馬のものが良いとされた．

れだけでなく、麻疹という病気に対する人々の意識のありかたも影響していると私は考える。つまり、麻疹流行が記録として残すに値する事件と認識されたか否かである。その意味で、宝永の流行から享保の流行の間、すなわち十八世紀前半とは、日本人と麻疹との関わり方が大きく変化した時期であった。

いずれにせよ本書は、ようやく麻疹の記録が残され始めた宝永五年の流行から話を始めることとする。

宝永五年の流行―「古今奇（希）代の疫病」

この年の麻疹流行は、畿内では七月に始まった。河内国《かわち》（現大阪府）の在郷町大ケ塚《だいがつか》の庄屋で、酒造業を営んでいた河内屋可正《かわちやかしょう》（一六三六～一七一三年）による記録『河内屋年代記』は、この年の麻疹について次のように記す。

当年（宝永五年を指す）七月より京・大坂ハシカハやる。大和・河内・和泉・伊勢・伊賀、凡日本国中小児女ノ分、無不病之《これをやまざるなし》。古今奇代ノ疫病トソ。大坂ナトニハ死者尤《もっとも》多シ。在所ハ廿人ニ壱人程死。

流行は日本中に広がって、子供や女性患者が多かったこと、大都市大坂で多く死に、農村でも二〇人に一人程度死んだという。

医師香月牛山も、著書『牛山活套《かっとう》』の中で宝永五年の麻疹について、「日本六十余州ヲシナメテ麻疹流行シテ、男女老少ヲ不問《とわず》、一般ノ疫麻也。貴トナク賤トナク此患《このわずらい》ニテ死スル者多シ」と記している。全国的な流行の中、老若男女の患者が出て、身分の高下に関わりなく多くの病人が亡くなったとする。

これに対して名古屋在住の国学者天野信景《あまのさだかげ》（一六六三～一七三三年）は、随筆『塩尻《しおじり》』の中で次のように記す。

戊子の秋、京師浪花より西の方、九国に至り、東は東都よりはじめて関左の国々、尾勢濃三の諸州一時に麻疹流行して、比屋《ひおく》枕に就て煩らひ侍る。されど人の損ずるはまれなり。かゝる時いつも俗に様々のまじなひも亦《また》はやり侍る。枇杷《びわ》の葉を煎じて浴すれば疹疫に染ずとて湯浴するもあり。又、例の歌なんど粘しはべる。梅かゝはおのれひと木の匂ひにてよその草木にうつらさりけり、なんどいふ歌を家々に聞つたへ、あらぬてにはに書てまじなひけるもおかし。

多くの人々が病の床に伏したが、死者は稀であったという。『河内屋年代記』が大坂と周辺農村で多くの死者が出たと指摘していたが、地域による致死率の差もあったのかもしれない。

流行病の常で、種々の予防目的のまじないが、口づてに広がっていた様子もうかがえる。「梅か丶（香）はおのれひと木の匂ひにて　よその草木にうつらさりけり」というまじな

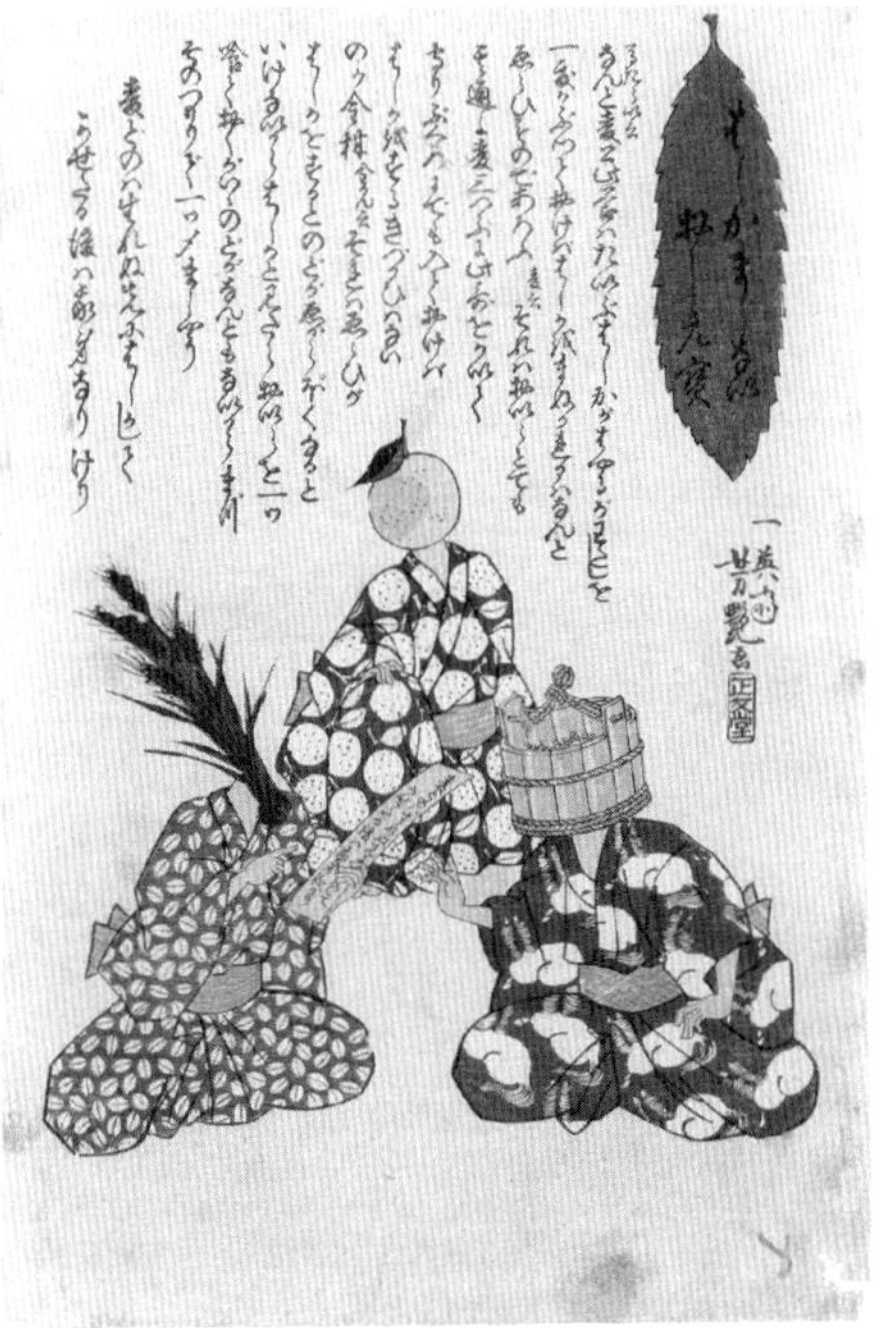

図4　はしか絵「はしかまじないおしえ宝」
（一英斉芳艶画．内藤記念くすり博物館所蔵）

麻疹のまじないに関係する飼い葉桶・金柑・麦が擬人化されて描かれる．麻疹にかかったら金柑を一つ食べておけば，喉が守られるとある．麦殿のまじない歌には「我身」が「わが子」と書かれているものもある（157頁図21参照）．

いの歌の流行は、文久二年（一八六二）のはしか絵に書かれた「麦殿は生れぬ先に麻疹してかせたる後は我身なりけり」というまじない歌を思い起こさせる（図4）。「聞ったへ」、つまり口づてに伝わっていくので正確に伝わらず、「あらぬてには」とあるように、ところどころ助詞を間違えて書く人々もいた。

このときの麻疹治療は、どのようなものだったのだろうか。香月牛山が『牛山活套』の中に、自らが京都で行った治療記録を残している。

医療先端地域京都の麻疹治療

江戸時代、学芸の中心地は京都だったが、医学もまた例外ではない。江戸に幕府が置かれたことによって、確かに林羅山《はやしらざん》（一五八三～一六五七年）をはじめとして多くの学者や芸能者が江戸に向かったが、公家文化・仏教文化・町衆文化の伝統に支えられた京の学芸におけるステイタスは不動だった。

京都の地誌である宝永版『京羽二重《きょうはぶたえ》』（宝永二年〈一七〇五〉刊）の「諸師諸芸」という項には、天皇の侍医を筆頭として診療科ごとに計三〇人以上の医師が掲載されている。もちろんこれは京都医療界のトップ集団であって、その裾野には、さらに多くの有名無名の医師達が控えていたわけである。

香月牛山もまた、『京羽二重』にこそ載らないが、多くの著書を残す著名な京都在住医家の一人であった。もと豊前中津《ぶぜんなかつ》藩の藩医だったが、元禄十二年（一六九九）に職を辞して京都で医業を開く。のち享保元年（一七一六）に、請われて小倉《こくら》藩の藩医となるが、宝永五年の流行時は、まだ京都二条にて開業中であった。

『牛山活套』の「麻疹」の項は、例外的に本文記事と「補遺」とで構成される。本文は自序の書かれた元禄十二年までに執筆されたから、元禄三年の麻疹流行を踏まえての記述と考えていい。牛山三十三歳、中津藩医時代のことである。そして、「補遺」はこの宝永五年の京都での治療経験に基づく追記である。

宝永五年、牛山は京都高倉の旅館で五三〇余人の麻疹患者を診た。京の町には先ほど述べたように多くの医師が開業している。牛山一人でもこれだけ多くの患者を診たということは、彼が著名な医師であったという点を差し引いても、やはりこの年の麻疹流行の激しさを物語っている（京都で開業しているはずの牛山が、なぜ高倉の旅館で診療しているかは不明である）。

多勢の患者を診ながらも、自分の患者からは一人も死者を出さなかったと牛山は誇らしげに記す。これまで紹介した内容と重なるが、『牛山活套』の記事をもう少しみてみよう。宝永五年に多くの死者が出た理由を、牛山は医者の治療法の誤りに求める。元禄十二年に書いた本文でも、麻疹は疱瘡に比べたら非常に軽い病気にもかかわらず、「命定め」といわれるほど重要視された（「麻疹は痘瘡ニ比スレハ甚《はなはだ》カロキ者ナレトモ」、「和俗ノ諺ニ痘瘡ハ美目定《みめさだ》メ、麻疹ハ命定メト云」）のは、麻疹が急性の病で治療法が少なく、かつ治療を誤ると病状が急変するからであると説明する。

中国医書の影響

牛山の、麻疹を軽視して治療法を誤ると命に関わるという認識は、そのまま『保赤《ほせき》全書』（管橓《かんしゅん》、明代）や『活幼心法《かつようしんぽう》』（聶尚恒《じょうしょうこう》、明代）

といった、いずれも一六四〇年代に日本に渡来して、幕府の紅葉山文庫《もみじやまぶんこ》に収められた中国の痘疹医書に載る。これらの医書は麻疹治療についても巻末で触れている。『牛山活套』は痘瘡治療について論じた部分で「惣《そう》シテ痘瘡ノ治方ヲ考ルニハ、保赤全書・痘疹全書・活幼心法ノ三書ニ委《くわし》ク備ル也」と記すが、麻疹治療についてもこれらの書を参照しているとみてよいだろう。

また、牛山は「四ノ大忌」として臭い物やなまぐさい物・生もの（「葷腥生冷《くんせいせいれい》ノ物」）を食べること、冷たい風にあたること、「寒涼」「辛熱」「補渋」などの薬剤を禁じたり制限しているが、これらも『活幼心法』からの引用である。守らないと、手のひらをかえしたように病状が急変するという。

牛山のような藩医レベルの医師は、江戸時代に渡来した明代の痘疹専門医学書に基づく、当時としては最新医学による治療を行っていて、京都の人々は宝永の段階で、すでにそのような医療の恩恵にあずかることが可能だったわけである。

なお、元禄三年（一六九〇）の流行の際に臨床の場で頻用した処方は升麻《しょうま》葛根湯《かっこんとう》だが、この薬はやがて代表的麻疹薬として、後には素人《しろうと》にまでその名を知られるようになる。現在も升麻葛根湯は、体の熱や腫れ、痛みに効果があり、風邪のひき始めや、皮膚炎・麻疹の治りをよくする、急性期に適応する漢方薬とされている。

徳川綱吉の死

宝永五年（一七〇八）の麻疹で亡くなった有名人の筆頭は、先にあげた五代将軍徳川綱吉である。特に生類憐《しょうるいあわ》れみの令で知られる将軍ではあるが、その治世の前半は、戦国の殺伐とした気風を排除して徳を重んずる文治政治を推進し、「天和《てんな》の治」と呼ばれる。

『徳川実紀』によると、綱吉は亡くなる二日前に六十四歳の誕生日の祝宴を催し、前日には麻疹が治った祝いの儀式である「酒湯《ささゆ》の式」を終えたばかりだった。酒湯の式とは、米のとぎ汁に酒少々を加えたものを沸かして行水し、疱瘡・麻疹・水痘（水疱瘡）の発疹の痂《かさぶた》を洗う儀式である。入浴せずに、形式的に湯をかけるだけで済ますことも行われた（図5）。

綱吉の死があまりに突然であったことや、綱吉の御台所《みだいどころ》信子（?〜一七〇九年）が綱吉の死からわずか一ヵ月後の二月九日に亡くなったことも重なって、綱吉の最期について世間でさまざまな憶説が流れた。それはたとえば、寵臣で大老である柳沢吉保《やなぎさわよしやす》（一六五八〜一七一四年）の息子、吉里《よしさと》（一六八七〜一七四五年）が実は綱吉の御落胤《ごらくいん》であり、柳沢家が将軍職継承を謀って、綱吉がそれに乗せられたのを知った信子が綱吉を刺殺、自らも自害した、などといった類の噂である（塚本学『徳川綱吉』）。

『徳川実紀』はそのような憶説を否定するために、『松蔭日記《まつかげにっき》』『文露叢《ぶんろそう》』『或旧記』といった、綱吉に近しかった人々の手による記録に基づいて、綱吉の麻疹の経過を載せる。『徳川実紀』の記す綱吉の最期をみてみよう。

綱吉は宝永五年十二月二十五日、歳暮の祝いとしてお気に入りの僧侶を集め、自ら仕舞を十三番も舞った。綱吉は歴代将軍の中でも、特に能楽を好んだことで知られている。たいへん機嫌が良かったのだが、翌日から風邪気味で薬を飲み始める。ただ、綱吉は年老いてからは気むずかしくなっていた。このときも綱吉に仕える医師の一人は綱吉の機嫌を損ねていて御前に出ることを許されず、他の医師達も、病床の綱吉自らの指示に基づいて配剤させられた。学問好きの綱吉は常々薬学書などを読んでいて、医術に通じていたからである。医師団は思いどおりの治療ができず、その結果、病状は悪化する。

二十八日には諸大名を集めた朝会の場にも出られなかった。以後も元旦の朝会すら欠席

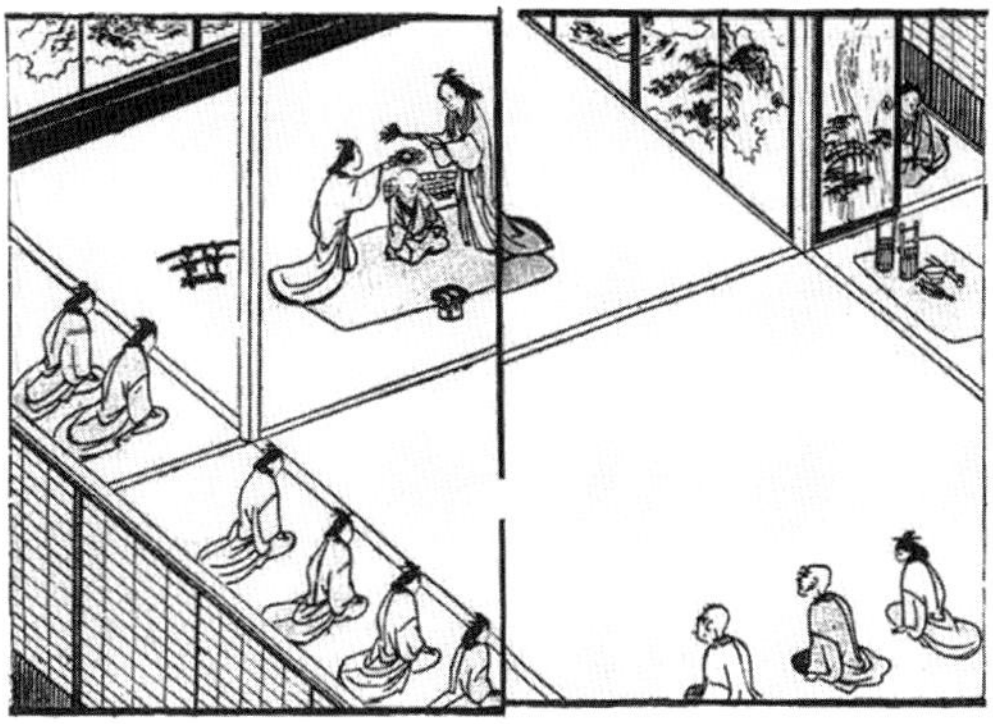

図５　「疱瘡酒湯の式」（文政７年『護痘錦嚢続編』国会図書館所蔵）

江戸後期の酒湯の式．行水が簡略化されて，単に水滴をかけるだけになっている．

し、将軍後継者である家宣《いえのぶ》（一六六二〜一七一二年）が一人で諸大名の拝賀を受ける。そして三日、発疹が出て麻疹の診断が確定する。群臣に綱吉の病が麻疹であること、しかしながら「御軽病」であることが告げられた。諸大名の見舞や伊勢神宮への祈禱依頼などが続く。

やがて病状は回復に向かい、九日の綱吉の誕生日には、快気祝いの酒湯の式が行われた。翌十日は酒湯の祝いのために群臣が登城する。しかしながらこの日早朝、下痢で厠《かわや》へ行って戻った綱吉は、突然倒れた。家臣が後ろから抱きかかえたところに、柳沢吉保が駆けつけると、その姿を見て綱吉は何か言ったのだが、医師達が来たときにはすでに絶脈していたという。

『徳川実紀』の記述から思い起こされるのは、先にみた『牛山活套』の中の言葉である。麻疹は疱瘡に比べて軽い病であるが、治療法を誤ると症状が急変して命に関わる、と。食べ物や薬の処方に関する「大忌」を守らなければ、症状が急変するとも記されていた。医書の警告を体現したような最期であった。

隆光僧正の祈禱

綱吉の護持僧である隆光《りゅうこう》（一六四九〜一七二四年）による『隆光僧正日記』は、綱吉の麻疹についてさらに詳細な記録を残している。隆光は、悪名高い生類憐れみの令を綱吉とその母桂昌院《けいしょういん》（一六二四〜一七〇五年）に勧めた妖僧、というイメージが一般的には濃厚だが、実像は仏教、特に真言宗新義派と出身地の大和諸大寺の復興に尽力した高僧として評価されている。綱吉の篤い信頼を受けて護持院の開山となり、常に側近くで祈禱にあたった。綱吉の麻疹の折にも、医師団の診察結果を重臣達から聞かされ、また日々病床の綱吉を直接目にしていた。『隆光僧正日記』は綱吉の麻疹経過を次のように記している。

綱吉の体調不良の記事は、十二月二十八日から始まる。老中が諸大名に対して、綱吉が少々風邪気味であることを告げるとともに、軽い症状であるから御機嫌伺いの必要はない、と付け加えた。隆光ら三人の僧はこの日綱吉の寝所に呼ばれ、昨夜は発熱、寒気、頭痛があり、食べ物もおいしく感じられなかったという病状とともに、麻疹流行中だったたからだろう、麻疹にならないための祈禱をするよう命じられた。隆光は寺に戻って早速祈禱を開始する。

翌二十九日、綱吉の病状は昨日よりは回復しているが熱はまだある、と告げられる。三十日は歳暮の御祝儀のための登城の日。綱吉に拝謁したが顔色が悪い。本人に尋ねると、頭痛と咳があるという。隆光は麻疹であろうと推察するとともに、麻疹にならないよう懸命に祈禱したにもかかわらず、その霊験《れいげん》がないのは「面目なく候」と感じた。綱吉には麻疹にならないよういっそう祈禱をすることを言上して退出する。

明けて宝暦六年（一七〇九）元旦、隆光は夜明け前から祈禱に励む。侍医によると昨日よりは少々回復したという。翌二日にはさらに回復の様子がみえ、隆光は麻疹ではなかったのだろうと楽観する。が、この夜から発熱し、三日朝方についに麻疹の発疹をみた。この日隆光は、麻疹であることを前提に祈禱するよう書状で命じられた。翌四日には、綱吉と障子一枚隔てた部屋で祈禱を行う。五日も同様の祈禱を行った後、やや回復した綱吉に謁見している。六日の祈禱後、綱吉は隆光を側近くに呼んで発疹を見せ、七日は痂になった様子を見せている。ただ、食欲はないと語った。

酒湯の式の重視

八日になると少し食欲が出て、祈禱の帰り際に柳沢吉保から、明日酒湯の式を行う旨を告げられる。祈禱に参加した僧達は、日柄もちょうど良いと賛同したが、隆光は退出の際に次の間で、柳沢吉保の補佐役を務めている、やはり綱吉の寵臣である松平輝貞《まつだいらてるさだ》（一六六五〜一七四七年）から、侍医たちが病状に不安があると言っているので祈禱に油断なきよう、と告げられた。さらに吉保からは、祈禱中に何か気になることはないか、と尋ねられる。隆光は「少しもない」と答えたものの、実は少々心掛かりな点があった。が、油断なく祈禱するのできっと順調に本復するであろうと、自らに言い聞かすがごとく日記に記している。果たして、侍医や側近、そして隆光のこの不安は的中することになる。

九日は綱吉の誕生日の祝いと酒湯の式が同日に行われ、城中はおおいに賑わっていた。ただ今日の酒湯は、「但し、笹の葉に浸しそそぐ迄也。御行水にてはこれなく」とあって、行水せずに、笹の葉に浸した酒湯を注ぐ程度で済ませることとなった。終了次第、隆光は綱吉の寝所へ行って祈禱する。綱吉はいつもより食も進み、機嫌が良かったが、咳がまだ止まらないのを苦にしていた。

病状が急変したのは翌十日の明け方である。家宣が西之丸から綱吉のいる本丸へ行くのを見て、酒湯の祝いのために登城していた諸大名は、綱吉の病態悪化を噂しあう。祈禱僧の一人である護持院が側近に問うたところ、綱吉は朝からお粥を食べて機嫌が良かったが、突然痞《つか》えが出て食べ物を詰めてしまい、亡くなったと告げられた。

隆光の日記からは、この時代、将軍の麻疹に対して幕府がどのように対応していたかをうかがうことができる。綱吉の麻疹治療の中心は、医師団によってになわれている。そして綱吉自身、みずから薬の処方をするほど医薬に造詣が深い。だが、手厚い医療をうけながら、同時に祈禱僧を何人もはべらせて、最初は麻疹にならない祈禱、そして麻疹になってからは、はやく本復するための祈禱もさせた。祈禱内容については綱吉自身や側近柳沢吉保から指示が出ているが、医師の診断を参考にしている。医療と宗教は対立や矛盾するものではなく、補完的な関係にあった。

また、麻疹の快気祝いの儀式である酒湯の式が重視されている。綱吉の側近達は、まだ病状が落ち着かないことに危惧を抱きつつも、九日の誕生日に酒湯を行うことにこだわった。なぜなのか。将軍の酒湯には、単なる快気祝いの意味を超えた意味があったのでないか。麻疹の酒湯の式について、もう少し詳しくみてみよう。

武家儀礼としての酒湯

酒湯の式が始まった時期については、十六世紀後期との説もあるが、正確なところはわかっていない。中国にこのような習慣はなく、日本独自の風習であるらしい。

酒湯の式は一度だけでなく、最初の酒湯を一番湯と呼び、日をあけて二番湯、三番湯が行われた。天皇の側近くに仕える女官が書き継いだ宮中の記録に、『御湯殿上日記《おゆどののうえのにっき》』という日記があって、室町中期から江戸末期までのものが現存する。この『御湯殿上日記』に、延宝七年（一六七九）二月に霊元天皇（一六五四〜一七三二年）が疱瘡にかかった折、三月一日に「酒湯」、一日おいて三日に「二番湯」、さらに二日おいて六日に「三番湯」を行ったことが記載されている。

また、疱瘡治療を家学とし、幕府の痘科医官であった池田瑞仙《いけだずいせん》（錦橋《きんきょう》。一七三四〜一八一六年）は、疱瘡の場合であるが、「二番湯」は「一番湯」から三日目、「三番湯」はさらにその三日目と記している。香月牛山の書いた育児書『小児必要養育草《そだてぐさ》』（元禄十六年〈一七〇三〉序）も疱瘡の場合だが、発疹から一一日目か一二日目に「一番湯」、中一日あって「二番湯」を行うと記していて、日取りにはおそらく身分や家、地域によって多少の違いがあったのだろう。いずれにせよ酒湯は江戸時代、天皇から将軍、そして庶民に至るまで広く行われた習慣であった。

『徳川実紀』は、宝永五年の流行の際に、五代将軍徳川綱吉、綱吉の養子である徳川家宣、尾張の徳川吉通（一六八九～一七一三年）らが麻疹にかかって、それぞれ酒湯の式を行ったことを記しているが、『徳川実紀』の麻疹酒湯の初出は、先にみた正保三年（一六四六）五月二十一日条、家光の娘・千代姫の酒湯の式である。

朝廷側の記録はこれより早い。『御湯殿上日記』では、慶長六年（一六〇一）八月十一日条に、「二の宮の御方」の麻疹酒湯の記事がみられる。幕府の儀式が朝廷に導入されることは、通常では考えにくい。『御湯殿上日記』や『徳川実紀』をみると、酒湯の式の際に朝廷内ではもちろんのこと、朝廷と幕府・諸大名の間でも多くの贈答品が公の使者を介して仰々しく交わされている。おそらくこういった行為を媒介に、酒湯の習慣は朝廷から幕府・諸大名へと広がったと考える方が自然だろう。

幕府にとって疱瘡・麻疹・水痘の酒湯が儀礼として重要なものであったことは、これに関する規定が、幕府の御触書を集めた『御触書寛保集成《おふれがきかんぽうしゅうせい》』に「疱瘡・麻疹・水痘之部」

の項目を立てて収められていることからも、明白である。

御触書をみると、将軍やその嗣子が麻疹とわかると、諸大名は惣出仕による御機嫌伺いに始まって、その後も毎日使者を江戸城へ遣わすことが決められている。そして治癒後の酒湯の式では、再び諸大名惣出仕と贈答があり、献上すべき御祝儀の内容も定められていた。もちろん先にみたように、朝幕間で使者と贈り物の応酬もある。これら一連の行為が将軍家と朝廷・諸大名との繋がりを常に再確認させた。将軍とその嗣子の酒湯の式とは、重要な政治的セレモニーであったのである。

隔離期間の指標

酒湯の式には儀礼としての意義とともに、現実的な機能もあった。疱瘡・麻疹・水痘の一番湯・二番湯・三番湯という三回にもわたる酒湯の式は、患者隔離期間の指標として機能したのである。

『御触書寛保集成』の「疱瘡・麻疹・水痘之部」には「疱瘡・麻疹・水痘遠慮之事」という触が入っている。将軍の嗣子が西之丸や本丸に入城するとき、疱瘡・麻疹・水痘患者とその看病人が、いつから城内に出入りできるかを定めた触である。病の穢《けが》れ観に基づく登城制限ならば、ほかの病についても何らかの制限があるはずだが、病気で登城制限が定められているのは、疱瘡・麻疹・水痘のみで、この規定はこの三種の病気の感染予防が主目的であった。

この種の触で『御触書寛保集成』の収録史料中もっとも古いのは、延宝八年（一六八〇）十一月に出された、将軍綱吉の嗣子徳松（満一歳。一六七九〜八三年）が同年同月西之丸入りしたときのものである。徳松に御目見得《おめみえ》する者は、疱瘡の病人は発疹から三五日過ぎ、看病人は三番湯が済んでから、麻疹・水痘は病人・看病人とも三番湯が済んでからと定められた。ただしこの触の対象は徳松に接する可能性のある「御側之面々」のみで、それ以外の家臣は対象外である。あくまでも幼い徳松への感染を避けるための対策なのである。

宝永七年（一七一〇）正月に出された二通の触も、感染防止対策と考えられる。六代将軍家宣の四男で嗣子であった鍋松丸《なべまつまる》（後の七代将軍家継。一七〇九〜一六年）は、生後約二ヵ月の宝永六年十一月に本丸に入った。この二通はそれに伴って、鍋松丸に接触する可能性のある「奥向」の家臣と、接触しない「表向」の家臣とに分けて出されている。

「奥向」の家臣の本丸への出仕が許されるのは、疱瘡・麻疹の病人は七五日過ぎてから、看病人は三番湯以後、水痘の病人は三番湯以降、看病人は一番湯以降とされた。ただし、疱瘡・麻疹・水痘いずれの場合も、病人と同じ屋敷内にあっても居所を隔てて病人を一切看なかった者は、休む必要はないとされる。また、鍋松丸に仕える医師は、疱瘡・麻疹・水痘の患者の診療を禁じられた。

これに対して「表向」の家臣に向けて出された制限は、かなりゆるい。疱瘡・麻疹の病人は三番湯以降、それらの看病人はお構いなし、水痘病人は一番湯以降、その看病人はお構いなしとされた。「表向」の家臣は鍋松丸に接することはなく、この年四十三歳の将軍家宣は、すでに宝永五年十二月に、少なくとも麻疹は済ませている。

嗣子の感染予防

感染予防の意図は、享保元年（一七一六）八月に出された触では明確である。これは七代将軍家継が死去して吉宗《よしむね》（一六八七～一七五一年）が将軍職を継ぎ、それに伴って五歳の吉宗の長男・長福丸（のちの九代将軍家重《いえしげ》。一七一一～六一年）が、二之丸へ入ったときに出された触である。長福丸の御座所へ出入りする者に対して、疱瘡病人は発疹がみえてから三五日間過ぎて出仕、麻疹・水痘病人および疱瘡・麻疹・水痘の看病人は、三番湯ののち出仕と規定する。興味深いのは、吉宗のいる本丸は遠慮はいらないが、長福丸が本丸に来ているときは、二之丸と同様の規制をかけることが注記されている点である。この触について『徳川実紀』では、「長福君御幼年にわたらせ給へば、痘疹の者または看視のもの、御前をはゞかるべし」と、この触が未感染の長福丸に対する予防策であることを明言する。

もっとも江戸城の感染予防対策は、将軍とその嗣子のためだけに限定して講じられた。享保十五年の麻疹流行のとき、長福丸、長じて十九歳の家重に対しては、病人と看病人に登城規制がかけられたが、四歳下の弟・右衛門督《うえもんのかみ》については、まだ麻疹にかかっていないにもかかわらず、「差控ニ不及候《およばず》」と明記された。右衛門督とは、後に御三卿の一つ、田安《たやす》家の初代となる徳川宗武《むねたけ》（一七一五〜七一年）のことである。

結局このときの流行で家重が麻疹にかかると、感染予防の意味がなくなったため、すぐさま登城制限の触は解除される。それどころか、麻疹流行のさなかに諸大名は、麻疹にかかった家重の居城である西之丸へ全員御機嫌伺いのために出仕し、さらにそのあと吉宗の住む本丸まで、家重の麻疹が軽いことへの祝いのために出仕するよう命じられている。江戸城で麻疹感染から守られるべきは、あくまでも将軍嗣子のみで、それ以外の将軍の子や諸大名・御家人は対象外であった。

諸大名の酒湯

将軍家が江戸城で施《し》いた予防対策は、各大名家の居城でも踏襲された。『加賀藩史料』に収められている「政隣記」によると、享和三年（一八〇三）五月の麻疹流行の際、加賀藩では十一代藩主前田斉広《なりなが》（一七八二〜一八二四年）がいまだ麻疹にかかったことがなかったため、側近くに仕える家臣に対し、本人もしくは家内の者が麻疹にかかった場合、三番湯が済むまで出仕を差し控えるよう、次のような感染予防を目的とする登城制限の触が出ている。

中将様（前田斉広を指す）、御麻疹等未被為済《いまだすまされず》候に付、御近辺相勤候人々は、家内麻疹

病人有之《これあり》候はゞ、湯三度相済候迄は罷出《まかりいで》候儀、指控《さしひかえ》申候

一、麻疹病人は、湯三度相済、肥立《ひだち》次第罷出相勤可申候

各大名も国許では幕府と同様の感染予防策を施いたのである。

同じく享和三年の麻疹流行の際に出版された、明石藩の藩医、長島養三著『麻疹薬按《やくあん》』も、身分の高い人々は、家臣が麻疹にかかると出仕しないので感染しにくい、と記している（「公侯諸貴、其の諸臣麻疹を発する者あらば、すなわち暇《いとま》を乞ひ帰養す。故に疹毒、多くは諸貴に染まらざる也」筆者読み下し）。

ちなみに酒湯の式に伴う祝儀も、嗣子とそれ以外とでは扱いが異なるようである。宝暦三年（一七五三）の流行時、御家人の日記『官符御沙汰略記』によると、御三卿である一橋家では、嫡子仙之助の酒湯のときは「御祝儀、布袋《ふだい》以上御酒・御吸物下さる」とあるが、同腹の弟隼之助の酒湯では「御次男故、表向御祝儀なし」と書かれている。

庶民の酒湯習慣

いっぽう庶民の麻疹の際の酒湯に関する記事は、先にあげた『河内屋年代記』が古い。宝永五年（一七〇八）の流行時に「湯ヲカクル者死」という噂が広まり、蒟蒻《こんにやく》・魚を忌み、砂糖の類を「禁」としたとある。「湯をかくる」という表現からすると、酒湯の式を禁じているものと思われる。

なぜなら、先にみた『御湯殿上日記』の、「二の宮の御方」の酒湯は「お湯かけらるる

お祝い」と表現されているからである。湯をかける、とは酒湯のこととみなしてまず間違いない。上流階級に始まった疱瘡の酒湯の習慣は、元禄期（一六八八～一七〇四）には庶民にまで広がっていたことがこれまでの研究で言われているが、同様に麻疹の酒湯習慣も宝永の流行のときには、少なくとも先進地である上方の庶民には広がっていたらしい。

酒湯を禁ずる論拠は、中国医書に求められよう。十七世紀末に中国で刊行された医書『張氏医通』（張璐、一六九五年刊）が、「生水澡浴」が早すぎると「水気」が毛穴に留まり、病後に「麻瘡」というできものが生ずると記している。『張氏医通』はのちに日本の麻疹治療の基本文献となるのだが、日本に輸入されたのは元禄十五年であるため、本書そのものの影響と見なすには少し時期が早すぎるかもしれない。中国医書の記述のかなりの部分は前代の医書の引用であるから、『張氏医通』以前に輸入されたほかの中国医書の影響とみたほうがよいだろう。

魚は『痘疹世医心法』（万全、明代）などの多くの中国医書が、病後四九日間禁じている。砂糖を禁ずるのは先にもあげた中国の痘疹医書『保赤全書』が、麻疹ではなく疱瘡の禁忌の中で、甘い物を食べると痘が目に入って失明する危険があると述べている。

中国医書が麻疹や疱瘡治療の一環としてさまざまな禁忌を定めているのは、麻疹・疱瘡の病因論に基づく。中国医学は一般にこれらの病因を、胎毒という誰もが生まれつき持つ毒に求めた。疱瘡や麻疹は、発疹や発汗によってこの胎毒を出し尽くしてしまえば、完治して二度と発病しない。だが、少しでも「余毒」として体内に残っていると、治癒後も再び症状が悪化し、死亡したり、一生さまざまな後遺症に悩まされねばならない。そこで毒の発散を妨げないよう、病中・病後の禁忌を守ることが必要とされた。人口に膾炙《かいしゃ》した麻疹の禁忌の多くはこのように、根拠を中国医書に求められる。また禁忌情報の発信源も、中国医書を読みこなせる水準の医者が想定される。

麻疹酒湯の衰退

庶民の酒湯の式は、疱瘡については近代以降も行われたが、麻疹ではやがて行われなくなっていく。肥前国《ひぜん》（現長崎県）大村藩医・長与俊達《ながよしゅんたつ》（一七九〇～一八五五年）が藩に提出した文政十三年（一八三〇）二月二十日付「口上書」によると、二〇年前は疱瘡・麻疹のどちらも酒湯が行われたが、文明化により麻疹の酒湯はなくなったという（「文明之声化当日に相成候而は《あいなりそうろうて》、先麻疹之酒湯は一統相止候」）。俊達の記載が正しければ、麻疹の流行年から勘案すると、大村藩では、庶民は享和三年（一八〇三）の麻疹流行のときには酒湯をしたが、文政六年から七年にかけての流行時には、しなくなっていたということになる。ちなみにこの俊達の孫が、明治の衛生行政の立役者、長与専斎《せんさい》（一八三八～一九〇二年）である。専斎は種痘法を実施するとともに、明治七年（一八七四）に牛痘種継所を設置している。

文政七年刊の『麻疹必用』は、京・大坂・江戸で出版されたものだが、巻末の「痘疹必用」という疱瘡の養生について記した部分で、疱瘡の「酒湯の仕方」を説明するも、麻疹の酒湯には一切触れない。それはやはり、三都でもすでに文政七年段階で、麻疹の酒湯習慣は庶民の間でなくなっていたことの反映だろう。

麻疹の酒湯習慣が衰退した背景の一つは、先にみたような、麻疹が治ってもその後しばらくは湯を禁ずることが広がったためと考えられる。綱吉が酒湯の式の翌日に死亡した事件の影響もあろうか。享保十五年（一七三〇）の流行時には、京都の本島知辰の随筆『月《げっ》堂見聞集《どうけんもんしゅう》』に「廿日ほども湯にて洗ふ事を忌む」とあって、湯を禁ずる日数も具体的に指定されている。江戸時代最後の流行である文久二年（一八六二）には、五〇日間もしくは七五日間の長期にわたり、入浴そのものが禁じられた。

酒湯の式が華美になって、見舞客への振る舞いなどにかかる患家の負担が肥大化していったことも、酒湯が廃れた理由の一つだろう。藩によっては度々、酒湯の式の簡略化が布達された。

それに対して疱瘡の酒湯が庶民にも明治以降も継承されたのは、酒湯が疱瘡の落痂《らっか》（痂《かさぶた》が落ちること）を促進すると考えられていたからであろう。麻疹では疱瘡のような痂は形成されないので、落痂という現象も起こらず、麻疹の酒湯は当時の人々にとっても医学的意味はなかった。
いっぽう、朝廷と幕府、諸大名は幕末の文久二年に至っても、大がかりな麻疹の酒湯の式とそれに伴う贈答をやめない。儀礼として定着した麻疹の酒湯は、最後までやめるわけにはいかなかったのだろう。

ここであらためて、徳川綱吉の酒湯が急がれた個人的事情についても考えてみたい。

家宣との確執

将軍が麻疹を患っている間は、江戸城では諸大名も巻き込んで非日常の体制に入る。したがって、幕政に一定の滞りを来したであろうことは想像に難くない。ただし、麻疹であることが確定する発疹から酒湯までは、通常はせいぜい五日程度のことである。綱吉と同じく宝永五年（一七〇八）に麻疹にかかった家宣や、綱吉養女松姫の記録をみると、麻疹と発表されてから五日目に、いずれも酒湯の式を迎えている。
ところが綱吉の場合、高齢のせいか治りが遅かった。十二月二十六日から体調不良が始まって、正月三日に麻疹の発表があり、そのあと九日の酒湯までは七日かかっている。諸大名を集めての年末の朝会も元旦の朝会も欠席した。さらに九日の自分の誕生日を過ぎても酒湯ができないとなると、六十四歳の将軍の老いを諸大名に印象づけることになりかねなかったろう。

ここにさらに、綱吉と継嗣家宣との複雑な人間関係も影を落とす。家宣は甲府《こうふ》藩主・徳川綱重《つなしげ》（一六四四〜七八年）の長男で、すでに甲府藩主であったが、綱吉の実子が死亡していたことから将軍職を継ぐこととなり、宝永元年に江戸城西之丸に入った。綱吉同様学問好きで、綱吉の死後に将軍職を継いでからは、新井白石《あらいはくせき》（一六五七〜一七二五年）を登用して文治政治を推進し、その政治は「正徳《しょうとく》の治」と呼ばれる。

塚本学は『徳川綱吉』の中で、綱吉の晩年、綱吉死去の誤報がたびたび流れたこと、それはつまり「綱吉は死を期待される人になっていた」ことを意味すると述べている。その背景には、生類憐れみの令をはじめとする綱吉政権後半の政治に対する、人々の強い不満があった。綱吉の悪評は、そのまま養子家宣への人気と期待に繋がった。

そもそも、すでに四十代にもなっている後継者がいるのに、綱吉は大御所になって将軍職を譲るということをしなかったが、これは開幕以来初めての事態でもあった。塚本は、綱吉が家宣人気の風潮を、微妙な気持ちで眺めていたことを指摘する。順調に麻疹から回復し、綱吉不在の朝会で諸大名の挨拶を受ける颯爽《さっそう》とした家宣の姿を思うと、綱吉は何としても九日の誕生日には、酒湯の式を執り行いたかったに違いない。

麻疹後養生

ただし、実は家宣とて、この頃はまだ完全に体力が回復していたわけではないらしい。綱吉亡きあとの二月二十八日、『徳川実紀』は「（家宣は）麻疹やみたまふ後、いまだ程なければ、御さうじ（御精進）とかせ給ふべきむね、内（内裏）より仰下さるを、もだしがたく（放っておきがたく）思召、来月（三月）の朔日よりとかせ給ふ。浄光院殿（綱吉御台所信子）の御喪制は、定の如くうけ給ふべしとなり」と記している。

『徳川実紀』によると、家宣は麻疹の一番湯を十二月十三日、三番湯を十八日にすませ、二十六日には床上げしている。にもかかわらず、二ヵ月後の二月二十八日の段階で、なお病み上がりであることを理由に、朝廷から綱吉の死に対する「精進」を解くように言われ、それに従っている。ただし二月九日に疱瘡で死亡した浄光院への「喪制」は規定どおり行うようにと言われた。ここで言う「精進」や「喪制」が具体的にどのような行為を指すのかは明確でないが、「精進」を解くことが家宣の体調へ配慮する「仰」せであることは確かだろう。

このときの家宣の健康状態を史料で明らかにすることはできない。だが、床上げから二ヵ月たっても養生するというのは、江戸時代後期になってからさかんに言われるようになる、「後養生《あとようじょう》」へのこだわりを思い起こさせる。後養生に対する細心の注意は、中国医学書の基本的スタンスであった。宝永の段階ですでに朝廷では後養生を実行していたがゆえに、家宣の体調への配慮があったとも考えられる。

享保改革の医療政策

享保十五年の流行―「当年は倍々の由」

宝永五年（一七〇八）の流行では、麻疹医療をうけたのは京の人々に限定された。将軍徳川綱吉は、自身の麻疹治療にはみずから積極的に対処したが、お膝元の江戸庶民の麻疹に対して何らかの配慮をした形跡はない。ところが、八代将軍吉宗の政権下にあった二二年後の享保十五年（一七三〇）の流行では、このような事態に変化が生ずる。

この年は、夏の「時疫《じえき》」（流行病）の直後でみな体が弱っているところへ、秋口から追い打ちをかけるように麻疹が流行し、多くの犠牲者を出したようだ。

大坂の『河内屋年代記』は、享保十五年の流行について次のように記している。

当年（享保十五年）七月より京大坂五畿内、箱根之関所迄、西国筋モ時疫ニテ無不病之。家毎ニ一人モ無遁者《のがるるものなし》。九月より又ハシカ煩出、大坂ナトニハ死者多シ。故葬礼之儀、御番所江御断申、昼八ツ時より致ス由。夫《それ》より下河内夥敷《おびただしく》ハヤリ、当地ハ十月下旬より霜月ニ至テ家毎ニ病之。廿三年以前大疫病ヨリ当年ハ倍々ノ由申セリ。

七月から「時疫」が、箱根の関所を境に西日本一帯に広がった。そこに九月からは麻疹が加わり、大坂でたくさんの死者が出た。その結果、葬式を昼間から行うことを御番所へ届け出ている。宝永五年の流行時に比して「倍々」の病人が出たとある。

夏の「時疫」については、『徳川実紀』も八月下旬から「感冒の病ひ大に行はる」と記している。インフルエンザの流行であったらしい。

先にあげた『月堂見聞集《げつどうけんもんしゅう》』も京都の夏の時疫を記録するとともに、この年の麻疹は九月下旬から始まって「男女老少、此病に染ぬはなし。大概は大熱・咳嗽《がいそう》・腹痛、或は鼻血・泄瀉《せつしや》より起こらずと云ふ事なし」と、老若男女を問わず発病し、発熱・咳・腹痛・鼻血・下痢といった症状が出たことを記す。十月下旬からさらに東へと広がって、江戸では特に多くの患者が発生し、さらに日本中に広がったという。

「今度の（麻疹）は、廿日程も湯にて洗ふ事を忌む」と宝永の流行との違いを指摘するが、実は先にみたように、大坂ではすでに宝永のときにも、湯をかけることを禁忌としていた。また麸《ふ》や金柑《きんかん》を使った薬を紹介しつつも、いずれも効果はないと述べる。文久のはしか絵に金柑が登場するが（二〇頁図4参照）、すでにこの頃から用いられていたことがわかる。

『徳川実紀』は、享保十五年十一月以降、既述の吉宗の嫡子家重のほか、尾張《おわり》藩六代藩主徳川継友《つぐとも》（一六九二～一七三〇年）、二歳の水戸《みと》藩五代藩主徳川鶴千代（後の宗翰《むねもと》。一七二八～六六年）、そして七十六歳の霊元《れいげん》法皇（一六五四～一七三二年）と二十八歳の中御門《なかみかど》天皇（一七〇一～三七年）の麻疹を記録する。継友には、十一月二十二日に幕府から麻疹の状況を尋ねる使者を出しているが、二十七日に死去した。三十八歳であった。

庶民生活への影響

麻疹は庶民の日常生活に、どのような影響を与えたのだろうか。いずれも上方のものだが、当時の日記類からみてみよう。

一つは大坂の北河内郡日下《くさか》村の庄屋・森長右衛門の日記である。森家の麻疹は享保十五年（一七三〇）十月七日、長右衛門の家の「僕童」（子供の使用人）である七之助が「風疹」にかかったため、駕籠《かご》で家へ帰らせるところから始まる。風疹とは「三日はしか」とも呼ばれ、赤い発疹が出るが、多くは三日程度でおさまる感染症である。麻疹同様に、一度かかれば終生免疫ができる。発疹が出たので当初は風疹と間違えたのだろう。翌日には使用人・藤七がやはり「風疹」にかかり、駕籠で家へ帰る。十五日の記事には、十四日から使用人・勘助が「麻疹気味」であると記され、この頃一連の発疹が風疹ではなく麻疹であることが判明した。十六日より、息子の為二郎と左市郎も発疹が出る。二十日になって勘助は発疹が出揃い気分も良くなったので、看病に呼ばれていた叔父が自分の村に帰っていき、二十三日には七之助も快気して自分の家から戻ってくる。

こうして息子二人と使用人三人の計五人が麻疹にかかり、この年の森家の麻疹さわぎは二週間ほどで収拾した。

一方、伊丹の町の惣年寄《そうどしより》を務めた酒造家による「八尾八左衛門日記」では、十月十一日の「麻疹殊外はやり、前夜、左介・いわ、親元へ返し候」というのが、最初の麻疹関連記事である。若い使用人を親元へ返したのは、麻疹にかかったからだろう。十四日に「六三郎（八左衛門の息子）はしかと見へ服薬」、十五日「家内はしか八人有之《これあり》、難儀ニ候。庄蔵戻シ候。六三郎熱つよく成候」とあって、家の中に麻疹の病人が八人も出て、使用人の庄蔵も実家に返したところをみると、庄蔵も麻疹がうつったらしい。そして二十九日には同じ酒造家仲間の息子で十九歳の、小西四郎二郎という青年が麻疹にかかり、医師が「独参《どくじん》湯《とう》」を処方するも、翌月二十五日に死去したという報を記す。

右の二つの日記をみると、一家のうちに病人が次々に出るために、一時的には家業の面まで含めて「難儀」と感じられるほど麻疹が生活に影響を及ぼしている。しかしながら森家の例では二週間ほどで通常の生活に戻るため、特に大きな混乱に陥ることはない。

また、八尾家や小西四郎二郎の家のような、医療の先進地域大坂近郊の町人は、麻疹の際に医者による診療や服薬治療をうけているが、周辺の農村部では医療の対象となっていない。享保期は麻疹医療に対する意識は、いまだ地域や階層による差異が大きかったのである。

吉宗の医療政策

このような状況のなか、江戸の町では幕府が積極的な麻疹医療政策に乗り出した。享保十五年（一七三〇）は、ちょうど将軍吉宗による享保の改革の時代にあたる。享保の改革は質素倹約を旨とする幕府財政立て直しで知られるが、医療政策全般においても、また特筆すべきものがあった。

吉宗は、将軍職就任前後の時期に全国的に疫病が流行していたため、享保五年以後、本《ほん》草《ぞう》学者を登用して本格的薬草政策を展開するとともに、疫病対策を行った。それらについては大石学の詳細な研究がある。まず薬草政策では、かつて稲生若水《いのうじやくすい》（一六五五～一七一五年）らが編纂して未完であった本草書『庶物類纂《しよぶつるいさん》』の増補作業を、丹羽正伯《にわしようはく》（一六九一～一七五六年）などの本草学者や医者を登用して完成させた。また、彼らに全国の薬草調査や薬園の整備を行わせたり、朝鮮人参栽培の推進、市場に流通している薬種の品質管理・価格統制、新薬発売許可などによって薬の普及を積極的に進めた。

疫病対策では、享保七年に小石川薬園《こいしかわやくえん》に貧民のための養生所を設置している。町奉行大《おお》岡忠相《おかただすけ》（一六七七〜一七五一年）に命じて江戸庶民の生活状況調査を行い、人別の四六万から四七万人のうち、約二〇％が自力で薬を買えないことを把握して、彼らへ薬の無償支給も実施した。また、医者のいない田舎の人々も医療の恩恵にあずかれるよう、享保十四年には幕府医官林良適《はやしりょうてき》（一六九五〜一七三一年）らに、簡単に手に入る材料で処方できる薬を集めた家庭医学書『普救類方《ふきゅうるいほう》』を編ませ、販売する。

このような医療政策の一環として、幕府は麻疹薬を無償配布する。医療先進地域の京都では、すでに宝永五年の流行のときに香月牛山が大勢の麻疹患者を診察したことを先に確認したが、江戸の庶民は、ここに至って初めて麻疹を医療の対象として意識し始めることになる。

麻疹薬白牛洞の配布

幕府が配布した麻疹薬は「白牛洞《はくぎゅうとう》」という、白牛の糞の黒焼きであった。津村淙庵《つむらそうあん》（一七三六〜一八〇六年）の随筆『譚海《たんかい》』（寛政七年〈一七九五〉自跋）は、この白牛について次のように記している。

享保年中、清朝より真白なる牛を御とり寄ありて、房州へ飼を仰付らる。その食物にはもぐさ斗《ばかり》をかひて、其《その》牛のふんをとり、いくらも俵にして江戸へ上納させしめ給ふ。その比《ころ》は白牛湯とて散薬にして町へも下されたり。疱瘡に大妙薬也。今所持の人は、其時の御用懸《がかり》・斎藤三右衛門といへる人、牛込に居住成さるといへり。

幕府は白牛を中国から輸入し、安房国《あわ》（現在の千葉県南端）で飼育させた。もぐさばかりを食べさせて、その糞を俵詰めにし、大量に江戸へ送らせた。これは「白牛湯」という疱瘡薬として江戸の町の人々へも無償配布されたとあるが、「白牛湯」とはもちろん白牛洞のことである。

享保十五年（一七三〇）十一月二十八日付の江戸町触には、「瘡疹出兼《いでかね》候病人、又ハ余毒ニ而相煩《あいわずらい》候者有之候ハヽ、右之御薬（白牛洞を指す）被下《くだされ》候間、右病人御座候ハヽ、御番所江御願可被成《なさるべく》候」、つまり麻疹の発疹があまり出ない病人、もしくは麻疹が治った後の「余毒」に苦しむ者は、白牛洞を無償配布するので町奉行所まで願い出るように、とある。

白牛洞に関する右の触については、『徳川実紀』も享保十五年十一月二十六日条に、「この程麻疹流行するにより、その薬を製せらる。此病にかゝり、其毒重く表発せず、下痢する病者あらば、乞奉るまゝに御薬くださるべしとなり」と記している。

薬への無関心

しかしながら無償であるにもかかわらず、江戸の町の人々には、なかなか白牛洞は普及しなかったらしい。十二月四日には、「先達《せんだつ》而被仰渡候麻疹之御薬白牛洞之儀、両御番所江頂戴ニ罷出《まかりいで》候儀億劫《おっくう》ニ存、相控候者も有之由ニ付、奈良屋ニ而も右御薬被下候」と触れられた。番所まで薬をもらいに行くのが「億劫」な人のために、わざわざ江戸の町年寄である奈良屋でも受け取れるよう配慮されたのである。

さらに、十二月二十三日には、白牛洞の拝領願いが少ないのは使用法が難しいからだろうと判断した幕府は、江戸の町年寄である喜多村を通じて各町の名主に宛て、使用法の書付まで出している。

この書付によると白牛洞の製法は、何色の牛でもよいのでその糞を黒焼きにし、粉にする。あらかじめ作って保存しておく場合は、牛に蓬《よもぎ》を食べさせてその糞を取り、干して粉にする。白牛、黒牛、飴色の牛ならなおよい。服用法は、白湯《さゆ》や温めた酒に溶いて飲む。疱瘡・麻疹の発疹が出かねるときや、病後の下痢・長引く発熱・咳、また麻疹流行の際に予防薬として服用したり、発疹やそれをかき破ったところに黒焼きにして塗ってもよいという。予防・治療・後養生に使える万能の麻疹・疱瘡薬というわけだ。

『武江年表《ぶこうねんぴょう》』はこのとき江戸で「身うちへ白洞牛《ママ》をぬる」ことが行われたと記している。「白洞牛」は「白牛洞」の間違いだが、いずれにせよ、このとき配布された白牛洞を、実際に患部に塗った人々もいたことがうかがえる。

同年十二月二十四日付江戸の町触には、「先達而《せんだって》御触御座候白牛洞之義、後々も用候而宜候間、無遠慮《えんりょなく》両御番所様江罷出、御願申上候得は、早速被下置候」（傍点筆者）とある。白牛洞は麻疹流行の終息した後も、余毒による後遺症を防ぐ後養生の薬として、引き続き無償配布されたのである。

白牛洞に関する一連の江戸町触は、庶民に薬による治療を普及させようという吉宗政権の熱意をよく示す。だが享保期の江戸庶民は、自費で医者にかかる階層はさておき、幕府がこういった触を重ねて出さねばならなかったくらい麻疹薬に対して無関心であり、いまだ麻疹医療は身近なものとなっていなかった。

それは医療先進地域である京都で、有料の麻疹薬販売が盛況をみせた状況と対照的である。後世に書かれたものだが、『麻疹気候録《きこうろく》』（藤拙叟著、安永三年〈一七七四〉自序）は、享保十五年（一七三〇）の流行の際、京都四条御旅町にある薬屋が、麻疹が治ったあとに後養生のため飲む「霜台散《そうたいさん》」という煉薬《れんやく》を売り、莫大な利益を得て富家となったことを記している。発疹が治まったあとに引き起こされる下痢や咳といった症状の対策に、江戸の町の人々が関心を示すのはまだ先のことであるが、京都ではすでに人々の関心が集まっていた。

先に触れた、享保十四年に幕府によって編纂された家庭医学書『普救類方』も、疱瘡の治療法は記すが、麻疹については記していない。享保十五年の流行を迎える以前は、本書の編纂を司った幕府医官林良適と丹羽正伯ですら、二〇年おきくらいにしかはやらない麻疹には、ほとんど注目していなかったのである。

江戸の町ではあまり人気のなかった白牛洞だが、白牛洞配布という幕府の麻疹薬普及策の影響は、地方にも及んだ。『加賀藩史料』の「元禄享保間留記」には享保十六年（一七三一）正月十六日付で、疱瘡・麻疹の妙薬として牛糞の用い方の触が載る。その文面は先にみた十二月二十三日付の江戸町触と同じである。さらに、福井藩でも同じ触が、やはり享保十六年、疱瘡が流行したときに出されている（川村純一『病の克服　日本痘瘡史』）。

諸藩への影響

この触が実際に各町に触れられたことを示す史料も、京都大学富士川文庫に残っている。享保十五年十二月二十七日作成の「疱瘡麻疹の名薬御触証文町中御請連判帳」がそれである。薄い冊子体で、前半には触が写される。後半は触を確かに聞いた旨を記し、「大沢町」の正規の町構成員から借家の店子《たなこ》に至るまで押印している。大沢町とは、幕領である武蔵国埼玉郡大沢村（現埼玉県越谷市）のことである。幕府の麻疹薬に関する触は、江戸周辺の幕領にも徹底して周知されたことがわかる。

象洞の販売

享保十七年（一七三二）には幕府認可の麻疹・疱瘡薬として、「象洞」も登場する。こちらは象糞の黒焼きである。これについても、大石学の研究がある。享保十三年に中国人商人が象を見たいという吉宗の希望に応えて、二頭の象を長崎に連れてきた。一頭は長崎で死んでしまうが、残る一頭が翌享保十四年に江戸入りする。

浜御殿で飼われることになって、江戸の町は象ブームに沸いた（図6）。

そして享保十七年、当時流行していた疱瘡に効くということで、象洞の粉薬を販売したいという農民の願書が出された。町奉行大岡忠相と勘定奉行稲生正武が老中に問い合わせのうえ、販売を許可した。農民らは象洞の販売促進のために象を両国橋石置場で見物させたりしたが、薬のほうは売れ行き不調で借金を抱えることとなり、販売所も閉鎖されたという。象人気と疱瘡流行の機に乗じて一山当てようとしたのだろうが、いまだ無料の麻疹薬ですら普及しない江戸の町では、時期尚早であった。ただ、流行病の広がりを商機とみる人々が享保期の江戸に登場したことは、のちの麻疹をめぐる経済的混乱を予見させる出来事として確認しておきたい。

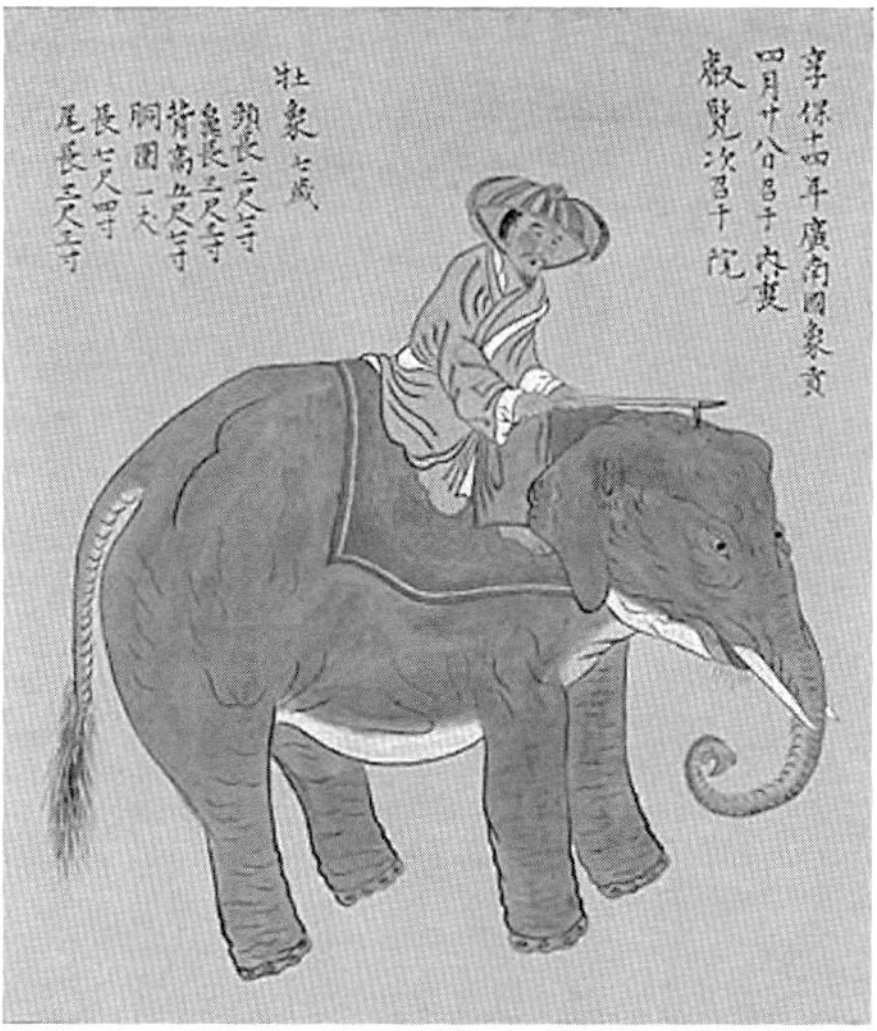

図6　「享保十四年渡来象之図」（国会図書館所蔵）

象洞販売は、京都でも行われた。享保十七年七月付の京都の町触で、「先達而於江戸売薬 被仰付《おおせつけられ》 候象洞・白牛洞薬」、つまり江戸で先頃売るよう命じられた象洞と白牛洞を、江戸の薬屋に命じて京都でも統一価格で販売する、と通達された。江戸の町触ではこれらの薬の有料配布に関する史料は残っていないが、享保十七年段階で白牛洞が有料化されたということだろうか。京の町での象洞や白牛洞の売れ行きを示す史料は残っていない。

医療の広がりとマニュアル化

医療の普及

宝暦三年の流行――「多く死す」

江戸の人々に麻疹治療が普及するのは、享保の流行から二三年後の宝暦三年（一七五三）の流行からである。『武江年表《ぶこうねんぴょう》』をみると、江戸では四月から九月にかけて流行し、「多く死す」と記す。

時の将軍は九代徳川家重《いえしげ》である。『御触書寛保集成《おふれがきかんぽうしゅうせい》』によると、家重の嫡子竹千代（後の家治《いえはる》。一七三七〜八六年）が生まれた元文二年（一七三七）以来、慣例のごとく竹千代の御座所には、疱瘡・麻疹・水痘の病人およびそれらの看病人は出入りと御目見得《おめみえ》に制限がかけられていた。だが竹千代が元服して家治となり宝暦二年十一月に疱瘡にかかったため、この宝暦三年の麻疹流行時には、疱瘡を除外した麻疹と水痘の病人およびそれらの看病人へ制限がかけられた。そして翌宝暦四年正月、この制限も解かれる。おそらく家治が麻疹にかかって、制限の必要がなくなったのであろう。

家治が麻疹にかかった事実は、『徳川実紀《とくがわじつき》』や『御触書寛保集成』では確認できない。だが『徳川実紀』の宝暦四年正月二十九日の記事に、家治夫人である閑院五十宮倫子《かんいんいそのみやともこ》（一七三八〜七一年）が、麻疹が治って酒湯《ささゆ》の式を執り行った記事がある。麻疹の感染力の強さを考慮すると、家治もこの頃に一緒に患った可能性は高い。

旗本の記録

『官符御沙汰日記』は小石川三百坂に住む御家人、小野仙右衛門直賢の手になる日記である。延享二年（一七四五）から安永二年（一七七三）までの分が残存する。幕府の令達や人事といった政治的なことがらだけでなく、自分とその周囲の人々の日常生活に関することがらまでつづられており、その内容は氏家幹人によって紹介されている。

日記は宝暦三年（一七五三）の麻疹に関する記録もまた、漏らすことはない。直賢は当時すでに隠居して甚平直方と名乗り、当主である息子庄兵衛直泰は御三卿の一つ、一橋家へ出向中であった。四月五日から十月二十日まで、計二九名の老若男女の麻疹患者が登場し、上は息子直泰の仕える一橋家嫡男から、下は下男下女に至るまで多様な身分・階層を網羅する。享保の流行から二三年ぶりとあって、親子共々寝込む家も珍しくない。

直方自身はすでに麻疹を終えていたとみえ発病していないが、ほうぼうから病気の知らせが入って見舞の品を遣わしたり、定例の読書会が出席者不足で延期になったりと、その生活にも影響が出ている。

養子に出した息子、館野忠四郎の妻からは、子供達へ麻疹のまじないとして馬の足洗桶を借りたい、という手紙が来た。早速馬喰《ばくろう》の権兵衛に頼んでこれを借り、家の使用人平助らに被らせてから忠四郎のもとへ貸している。馬の飼《か》い葉桶《ばおけ》を被らせるというまじないが、文久のはしか絵にも登場する（一七頁図3参照）。それに類するまじないが、すでに宝暦三年の流行時、江戸の町に登場していたことがわかる。

下男の麻疹治療

馬の足洗桶を被った下男平助は、このとき二十三歳。まじないの甲斐もなく、翌月の八月に重い麻疹にかかって、八月九日から九月二日まで二〇日以上宿下がりをした。彼の場合、直方の配慮で恵まれた療養生活を送っている。

具合が悪くなった翌日には直方が呼んでくれた医者の薬を服用し、その翌日には、父親が自宅で養生させたいと言ってやってきて、引き取っていく。宿下がりののちも、直方は医者に、平助の父親が行けば薬を渡してくれるよう、またついでがあるときは平助の元に往診もしてくれるよう依頼した。父親が平助の衣類を取りに来たときには、米と味噌を与えている。平助の麻疹は重症化したが、途中で医者を変えたところ順調に快復に向かった。元気になると煎餅《せんべい》少々を手土産に戻ってきた。

奉公人にさえも手厚い医療を施すというのは、一三年前の享保十五年（一七三〇）における江戸の麻疹医療状況と比べたとき、格段の違いがある。しかも医療と馬の足洗桶をかぶるという呪術的行為の受容は、まったく矛盾することなく併存している。

平助の麻疹によって直方の家も人手不足で不自由しただろうが、他の家も同様だった。九月二十二日、友右衛門という人物から、下女のはつを借りたいと連絡が来て、二十七日まで彼女を遣わしている。これは、宗次郎という人物の家で、妻・娘・下女がみな麻疹で寝込んで女手がなくなったため、友右衛門の下女を宗次郎へ貸し、その代わりにはつを貸してほしいという依頼であった。麻疹による人手不足を、互いに使用人を貸し借りすることによって補っているのである。

一橋家の酒湯

直方の記録では、一橋家では当主宗尹《むねただ》（一七二一～六四年）の二人の息子がこの年、麻疹の酒湯を行っている。一人は五男隼之助で、八月の酒湯のときは生後半年であった。しかし嫡男ではないので酒湯に伴う祝儀は省略された。これに対して十月に酒湯を執り行った五歳の三男仙之助は、隼之助と同じ母親から生まれた子だが嫡子だったので、家臣に祝儀の酒と吸物が下されている。同じく御三卿の田安家嫡男・小次郎もこの流行で酒湯を行ったが、このときは銀が下された。

一般の人々の麻疹医療に対する関心の高まりと呼応するように、医学の世界にも変化がみられた。この年、日本人医師の書いた麻疹の専門書『麻疹日用《にちよう》』（宝暦三年〈一七五三〉序文）が登場する。古代から慶応三年（一八六七）までの、日本人が著述・編纂・翻訳した書籍の所蔵先を網羅した『国書総目録』にあたっても、日本人による麻疹医書は宝暦三年より前はみられない。したがって本書は、日本人による麻疹医書としてはごく初期のものと考えてよいだろう。従来は中国医書同様に日本の医書も、麻疹は疱瘡の書の末尾に簡単に記すに過ぎなかった。麻疹単独の専門書の登場は、麻疹医療に関する詳細な情報を医者たちが欲していたことを示している。

麻疹専門書の登場

『麻疹日用』は、もともと享保十五年（一七三〇）の流行の際に治療にあたった医師、加藤寿白の診療記録を弟子貴志白鳳・小沢寿庵が、『活幼心法』などの中国医書の抜粋も加えて、享保十七年にまとめたものである。この未刊の書に宝暦三年の麻疹流行が終息してから、寿白の二人の息子加藤寿登・寿清が宝暦三年の治療経験と『赤水玄珠』（孫東宿、一五八四年刊）、『寿世保元』（龔延賢《きょうえんけん》、一六一五年刊）および『医学入門』（李梴《りてん》、一五七五年刊）といった、中国医書の抜粋を付け加えて編集した。

享保時の記述部分には、香月牛山が記したのと同じ「四大忌」が『活幼心法』から引用されて載る。また寿白の経験をもとに、食欲のない患者に対して「葛麵《くずめん》」「飴餹《いとう》之類」「穀食之類」が、「胃気」を存するという理由で勧められている。これらの食物と「消毒之剤」を併せ用いると「胃気」が「毒気」に勝り、人の「司命」たる飲食が増し、病気が治癒すると考えた。葛や麺類、甘い物、穀物によって胃の気を健やかにし、薬によって病毒を抑えれば、食欲が増進して病気も治るという考え方は、のちに日本の麻疹医書が、食物のポジティブな力よりも毒性の方に注目して大量の食物禁忌を掲げ、病中のみならず病後もかなりの期間、厳しい食物制限を強いたことと対照的である。

麻疹神送り

多くの死者が出るほどの流行だったせいもあってか、この年は江戸の町で「はしか神送」が行われた。宝暦三年六月二十六日付の江戸町触に、「此頃はしか神送と名付、子供・大人交、太鼓を打ちはやし、屋台之様成物持歩行、跡より賽銭《さいせん》取集廻り候儀之有候。右躰《みぎてい》之儀、有之《これある》間敷事《まじきこと》ニ候間、急度《きっと》相止候様可申渡旨、年番名主申合通達」とある。子供も大人も一緒になって太鼓を打ち囃《はや》し、屋台のようなものを担いで練り歩き、後から賽銭を集めたのである。

神送りとは、疫病などの災難をもたらす神のよりしろを、鐘や太鼓で囃し立てながら隣の町や村の境まで送っていき、最後は川や海へ流すという民俗行事である。麻疹神送りは、以前から行われていた疱瘡神送りの延長線上に生まれたのだろう。麻疹神送りが行われるようになったのは、麻疹への対応が共同体の課題としても強く意識されてきたことを示している。

「庸医」たちのマニュアル医療

安永五年の流行
―「日本国大はしか」

宝暦三年（一七五三）の次の流行は、またもや二三年後の安永五年（一七七六）、十代将軍家治の治世である。江戸の様子について『武江年表』は、「三月末より秋の始《ママ》めまで麻疹流行、人多く死す」と記す。

もちろん田舎でも大流行した。たとえば駿河《するが》国駿東《すんとう》郡小田原領の山之尻村（現静岡県御殿場市）滝口家の『名主日記』には、五月からはやり始め、翌年正月まで流行が続いたとある。田舎は江戸よりも流行の伝播が遅かった。村の総人口は明らかでないが、一五八人発症し、うち九人が亡くなって、致死率は五・七％にものぼる。「則《すなわち》今年ハ日本国大はしかニ御座候」とある。

『徳川実紀』は、後桃園《ごももぞの》天皇（一七五八～七九年）、将軍徳川家治の継嗣家基（一七六二～七九年）、御三家の尾張徳川宗睦《むねちか》（一七三三～九九年）、水戸徳川治保《はるもり》（一七五一～一八〇五年）、そして御三卿の清水重好《しみずしげよし》（一七四五～九五年）などといった、朝廷・幕府の主だった人々の麻疹を記録する。

後桃園天皇の酒湯のときには、慶賀のために将軍が派遣した使者である高家（幕府の儀礼式典を司る家）の大沢基典が、駿河国吉原（現静岡県富士市）の宿で麻疹にかかり、戸田氏朋と使者を交代するといった事態も起こっている。また、大量の病人が出たことを理由に、前年から予定していた与力《よりき》・同心《どうしん》などの射芸・炮技の将軍「監閲」が、翌年に延期された。

麻疹が流行し始めたばかりの四月は、ちょうど日光東照宮の祭礼の時期であり、将軍家治の大規模な日光社参と重なった。『徳川実紀』は、日光参詣に随行した武士の中で、旅の途中に宿場で麻疹を発病したものが少なくなかったと記す。

尾張の徳川宗睦もそのうちの一人で、途中大桑村で麻疹にかかり、そのままこの村で療養することとなってしまった。四月十六日に日光に着いた将軍家治は、翌十七日に奥医師・森雲禎当光を大桑村に派遣して宗睦の様子を問わせている。その後宗睦は二十七日に江戸に入るが、五月四日に酒湯の式を行い、快復して将軍に対面できたのはようやく六月二十五日であった。発病から登城まで、実に二ヵ月以上の日数がかかっている。酒湯の三番湯はとうに終わっていたはずだが、麻疹の後養生をしていたのだろう。

江戸の町触によると将軍の日光社参詣の後には、その祝儀として町人の「御能拝見」が行われることとなっていた。ところがこの麻疹の大流行である。幕府は出席する町人が少なくて、能会は成立しないのではないかと危惧した。当日は療養中の病人だけでなく、治った者も看病人も三番湯がすむまでは拝見できないという規制を設けているので、いっそう出席者の減ることが想定されたのである。

そこで江戸の町年寄の奈良屋に、各町の状況を調べるよう命じている。これに対する奈良屋の回答は、幕府の提示した町人人数よりも、各町の家主人数の方が町によっては一〇人以上も多いので、病人や看病人を除いても人数が減ることはない、というものだった。幕府の心配は杞憂に終わった。

いずれにせよ、幕府がこういった能会のような行事の際に、町方の人々に対しても酒湯を目安とする規制を設けたことが、庶民にまで疱瘡・麻疹・水痘の酒湯の式を普及させた、一つの契機となったであろうことが推測される。

『麻疹精要』の普及と注釈本

出版界の麻疹流行に対する準備は、すでに麻疹が流行する安永五年（一七七六）以前から始まっていた。宝暦三年（一七五三）から一八年後の明和八年（一七七一）、『麻疹精要方《せいようほう》』（橘尚賢）という麻疹医書が刊行されている。麻疹は「十有余年、或二十有余年」ごとに流行すると書いていることから、次の流行が近々やってくることを意識しての刊行であったことがうかがえる。麻疹医書は〝儲かる〟と版元に認識されたのである。

内容は、享保の流行の翌年享保十六年（一七三一）に大坂の医師・上月専庵《こうづきせんあん》（一七〇四～五二年）が編纂した麻疹医書『麻疹精要』へ、薬方の解説を加えたものである。『麻疹精要』とは、中国の大部の総合医学書である張璐玉《ちょうろぎょく》著『張氏医通』（一六九五年刊）「嬰児門（小児科）」の中の麻疹に関する部分を抜き出し、返り点を付けて出版したものだ。

オリジナルの『張氏医通』に対する近世医学界の評価は、すこぶる高い。幕府医学館督事も務めた考証医学の泰斗、多紀元簡《たきもとやす》（一七五五～一八一〇年）は、その著書『麻疹心得』（享和三年〈一八〇三〉刊）の中で、『張氏医通』の麻疹記事は歴代の中国医書のうち、病理についても薬方についても最も充実しており、以後これを超える書は出ていない、と評している。

だが、上月の『麻疹精要』の読者対象は、返り点なしでは中国医書を読みこなせない、すなわち当時としては専門書を読みこなす能力のない二流の医者で、その『麻疹精要』すら使いこなせない医者のために書かれたのが、橘の『麻疹精要方』だった。

『麻疹精要』は『張氏医通』に返り点を付けただけでそのまま翻刻したために、記載されているのはたとえば「白虎湯」や「大青龍湯」などといった処方名だけで、具体的にこの処方の中身までは書かれていない。処方名さえ聞けば、処方の仕方くらいは医者ならば当然わかるはずだからだ。ところが『麻疹精要方』はそれすらわからない、橘の言葉を借りれば「初学」の人＝初心者の便宜のために、いちいち処方内容を書き加えて出版されたのである。しかも症状ごとに分かち書きにしてくれてあるから、『麻疹精要方』をざっと斜め読みして患者の訴える症状にぴったりの項目をみつければ、だれでも薬を出せる。

のちには右のようなレベルの読者層に向けて、寛政九年（一七九七）に『麻疹精要』の「増補版」と銘打った『鼇頭《ごうとう》附方麻疹精要』も出ている。こちらは上月の『麻疹精要』の処方名の部分に頭注を付けて処方内容を示したものである。

さらに文政七年（一八二四）の麻疹流行のときには、『鼇頭附方麻疹精要』と同じ版元から『麻疹精要国字解《こくじかい》』（左々井茂庵）という、『麻疹精要』を口語訳した書まで出る。処方の説明はもちろん、医学用語にはすべて傍注付きで、ここに至って初心者はおろか、素人でも使いこなせるレベルになった。見返しの宣伝文には「初学の士といふとも此書によつて麻疹を療せは、其の治法すこしも誤るへからさる者也」とあって、初心者向けの医書という触れこみである。著者の序文には、田舎の医師や都会の素人のために書いた、とあり、初心者・田舎の医者・都会の素人の三者は、ほぼ同レベルであるというのが版元や著者の認識であったようだ。

享保十六年に出版された『麻疹精要』が有名になるのは、宝暦の流行を飛ばして、この安永五年の流行以降のことである。『麻疹精要』は幕末に至るまで、麻疹医書の定番として素人にもその名を知られるほど普及するとともに、安易な麻疹治療の象徴的存在ともなった。『麻疹精要』の普及には、『麻疹精要方』をはじめとする、右のようなより平易な注釈書の出版の影響が大きかったのであろう。

「庸医」の時代

後年、大坂の医師・那賀山章元はその著書『麻疹要論』（寛政十一年〈一七九九〉刊）の中で、安永五年（一七七六）の流行の際に行われた麻疹治療を次のように批判している。麻疹は二四、五年おきにはやるので医者は治療法を心得ず、流行に直面すると「俄《にわか》ニ諸書ノ巻末ニアル、ザツトシタル杜撰《ずさん》ノ考ヤ、麻疹精要ヲ閲《けみし》テ治方ヲ下ス」（傍点筆者）と。麻疹医療は総合医学書の中の疱瘡治療の付録のような扱いで、巻末に「ざっと」記される程度であった。めったに遭遇しない流行に直面してしまった医者は、慌ててこういった医書の簡単な記載をみるか、『麻疹精要』を読んで済ませるかという程度の知識で治療に臨んだというのである。

江戸時代は現在のように医師の免許制度もなく、また義務づけられた医学教育課程もない。したがって、医師の知識や技能のレベルは千差万別だった。ことに元禄期以降、医者の数が増えてくるなか、中国医書を読みこなせない医者のために、たくさんの諺解本《げんかい》（注釈書）が出るようになる。

なかでも岡本一抱《おかもといっぽう》（一六五四〜一七一六年）は諺解本を多く書いたことで知られる医者だが、あるとき兄の近松門左衛門《ちかまつもんざえもん》（一六五三〜一七二四年）から、諺解を出版すると原典を読まずに諺解ばかり読む医者が多くなり、人命を誤る恐れがある、と注意されたという有名な逸話が残っている。

養生書や浮世草子《うきよぞうし》などにも、漢文が読めなくて和文の入門的医学書で学んだレベルの医者が、「庸医《ようい》」や「藪医者《やぶ》」という蔑称で登場する。白杉悦夫は、江戸時代の庶民がかかる医者の多くはこの水準であったと指摘する（「庸医」）。

マニュアル医療への批判

二本松藩の藩医・大倉勝雲の『麻疹一哈《いっこう》』（安永七年〈一七七八〉序文）は、安永五年の治療経験をもとに書かれた医学書だが、やはりこの流行の際に目にした安易な治療と禁忌の広がりについて、厳しく批判する。

本書を読むと、勝雲は「古方派《こほうは》」と呼ばれる系統の医学を学んだことがわかる。ここで江戸時代の医学の流れについて、少し説明を加えておこう。近世初期の日本医学は中国明代の医学書の影響のもと、朱子学の自然観である「天人合一《てんじんごういつ》」論に基づく医学理論、すなわち自然界の現象と人体とが対応しているという考え方を取り入れていく。この医学の系統は、後に「後世派《ごせは》」と呼ばれるようになる。香月牛山や岡本一抱は後世派の学統に属する。

これに対して十八世紀から漢唐医学の古典への復古を唱える、古方派と呼ばれる医学の流れが台頭してくる。後世派医学が臓腑経絡説や陰陽五行説といった医学理論を診療の基本とするのに対し、古方派はこういった理論を空理空論と批判して、臨床を重視する医学を展開した。

もっとも近年の医学史研究においては、後世派が守旧的であるという批判は、古方派の風雲児・吉益東洞《よしますとうどう》（一七〇二〜七三年）のプロパガンダに過ぎず、実際の後世派医学は江戸時代の早い時期から、中国医学理論と経験的事実との乖離《かいり》を見極め、中国医学理論を咀嚼した上で批判的に医説を再構築していったという指摘もされている。

『麻疹一哈』が書かれた頃はこの吉益東洞の没後間もない時期で、勝雲は東洞の熱心な信奉者だった。したがって、彼は東洞の唱えた「万病一毒論」、あらゆる病気の原因は一つの「毒」にあり、この毒の所在を主として腹を触って突き止め（「腹診」）排出させれば病気は治る、という医論を麻疹治療にも応用している。

勝雲によると、麻疹は流行間隔が長いために治療に手なれた医師が少なく、安永五年の流行でも、不慣れな医師の手に掛かって命を落とす者が続出した。もし古方派の医師による治療ならば、病名に関係なく通常の診察同様に、病気の原因となっている「毒」の所在を明らかにし、それを排出させる治療をするので、麻疹治療に習熟せずとも普段の治療技術と経験で十分対応できる。ところが後世派の医師は病名にこだわって、患者個々の状態をみようとしない。特に初学者は病名別に編纂された、まるで「検字之書（辞書）のごとき」後世派の医学書の、普段は開いたこともない麻疹門のページに載る、熱があればこの薬、冬季の麻疹ならこの薬、というマニュアルに従うだけの、いい加減な医療を行ったと述べる。ただし、思慮のない古方派の医師のなかには、毒を排出するための峻剤を乱用して患者を害する者もあったと指摘している。

また、香月牛山の医書にも引かれていた中国の小児科医書『保赤全書』、本書は後世派の医師が尊重した小児医学書だが、これを批判する形で、巷に流布する禁忌を否定する。『保赤全書』は麻疹の飲食の禁忌は疱瘡よりも厳重であるとして、鶏肉や魚を食べれば「終身皮膚粟起《ぞつき》、鶏皮之状」（一生皮膚に粟粒のようなものが出て鶏の皮のよう）となって、しかも麻疹がはやるたびに発疹が出、「猪肉」（豚肉）を食べれば毎年麻疹になった月に膿血を下し、「塩醋《えんさく》」（塩辛い物、酸っぱい物）を食べれば咳が出て毎年麻疹にかかった月に咳を繰り返し、「五辛之物《ごしん》」（にら・らっきょう・ねぎ・にんにく・はじかみ。なお、前掲の多紀元簡著『麻疹心得』は「五辛ト云ハ一切ノ辛熱ノ物ヲ云トスベシ」と説明している）を食べると「驚熱」を生ずるという理由から、必ず病後も四九日か一〇〇日は食物禁忌を守らなければならないと論じた。

これに対して勝雲は、適切な薬で体内の病毒を尽きさせていれば、こういった症状が麻疹の治ったあとに出ることはあり得ず、長期に渡って禁忌を定めることを「無稽之言」と批判する。勝雲が厳しく禁忌を批判したのは、とりもなおさず安永五年の流行の際、さまざまな麻疹禁忌が実際に社会で広く行われ始めたからだろう。そしてまた勝雲の批判は、次の享和三年（一八〇三）の流行直後に展開される、医者達の熱い麻疹禁忌論争のさきがけでもあった。

麻疹景気をめぐる攻防

麻疹政策の展開

享和三年の流行―「江戸中の端からはしか」

宝永五年（一七〇八）の流行から享保十五年（一七三〇）の流行、そして次の安永五年（一七七六）の流行と、偶然とは言え、それぞれちょうど二三年の間隔を開けて流行した。そうなると、次の麻疹の流行も同じくらいの間隔で起こるだろうと、指折り数えて待つ人々が現れたことを、明石藩医・長島養三の『麻疹薬按《やくあん》』（享和三年〈一八〇三〉刊）は記している。

本書によると、医者の間では麻疹流行の前には必ず時疫《じえき》（流行病）がはやると噂されていた。それは医学理論的には、流行病を引き起こしやすい天行の巡り合わせの年であることを示すからである。そのため寛政七年（一七九五）にインフルエンザがはやったときは、東海道ではすでに麻疹患者が出たとか、西北諸国では今流行しているとかいう噂が江戸に入ってきた。だが、結局「庸医」と薬屋が利益を得ようと流したデマであったという。また、享和二年三月にも、「お七風」と呼ばれるインフルエンザがはやったので、このときもすわ麻疹流行か、と待ち構えたがやはり何事もなかった。

そのたびに「奸商」はいさんで麻疹薬の看板を掲げ、また病気治しのまじないを始める者が現れたり、医者は医者で麻疹医書を読んでにわか勉強をして、いまかいまかと流行を待ち構えたが、毎回フライングに終わってしまった。

そして、ついに享和三年春。江戸・京都・大坂の三都と名古屋で、ほぼ同時に麻疹が流行する。前回から二七年後の流行となった。江戸の様子は『武江年表《ぶこうねんぴょう》』が「四月より六月に至り麻疹流行、人多く死す」と記し、「江戸中の端からはしか一面にはやるは医者とあんまとけんびき」という落首を紹介している。医学書である加古角洲述、田中秀安編『麻疹約説』（文政五年〈一八二二〉刊）は、享和の流行時に「窮人」「貧人」は医者にかかることができずに、按摩《あんま》や針医、売薬に頼ったと記す。

大坂については戯作者である暁《あかつきのかねなり》鐘成の随筆『噺《はなし》の笛』（文化十一年〈一八一四〉成稿）が、三月下旬から五月下旬に流行し、死者が多かったと伝える。また「はしか流行の見立番付いろ〱出る。浄瑠璃《じょうるり》利文句の抜書、見立、或ひは端歌《はうた》文句、料理献立、ねり物番附さま〲出る」と、麻疹関連刷り物が種々出回ったとある。

今回の流行は『武江年表』の記録からすると、江戸では三ヵ月という短期間で終わったが、にもかかわらず江戸の町を経済的混乱に陥れた。幕府は江戸の町に麻疹がはやり始めてまだ間もない四月早々から、左の江戸町触にあるように麻疹の薬種と野菜・干物類の価格高騰に対する指導に乗り出している。

物価統制令

この節麻疹流行致し候に付き、右に相用い候薬種直段《ねだん》引き上げ候由、世上差し支え候様相成り候ては相済まざる義に付き、本町組薬種問屋行事並びに伝馬《てんま》町組薬種屋行事、一昨七日、樽与左衛門殿へ御呼び御調べの上、麻疹に相用い候重立ち候薬種元方取り調べ、高値《たかね》にこれなきよう相場相立て、見世に張り出し置き、小前の薬種屋等へ右直段を以て売り渡し候様御申し渡しこれ有り、（中略）町々小前の薬種屋は申すに及ばず、売薬屋などへ右書き上げ相場申し聞かせ、相当の直段を以て商売致し、銘々利徳を考え、相場不相当の直段薬種売り渡し申さざる趣、漏らさざるよう早々申し通すべき旨御申し渡しこれ有り候。（以下略）　（読み下し筆者）

薬種問屋行事と薬種屋行事が、江戸の町年寄・樽屋与左衛門方に呼び出された。麻疹治療薬に処方する主な薬種について適正価格を決め、その価格表を店先に張り出して、共通価格で販売するよう申し渡されたのである。このとき書き上げられた薬種は十三種類、それらの中には麻疹治療にもっともよく使われた升麻葛根湯《しょうまかっこんとう》の薬種である唐升麻・和升麻・葛根・紫蘇《しそ》、荊防敗毒散《けいぼうはいどくさん》の桔梗《ききょう》・連翹《れんぎょう》・荊芥《けいがい》が含まれる。

先に紹介した長島養三著『麻疹薬按』には、麻疹流行を予測して麻疹薬を蔵いっぱい買い占めする薬種商の話が出てくる。麻疹薬が投機の対象にされたのである。

また、同じく四月に町奉行は町年寄に対し、「病人食用之青もの・乾物類直段《ねだん》」が引き上げられているので、通常の価格に戻すよう町中に触れることを命じている。麻疹薬だけでなく、麻疹によいとされた食物も規制が必要なくらい値上がりした。麻疹の禁忌情報が、今回の流行ではさらに浸透したことがうかがえる。

〝麻疹窮民〟の救済

五月に入ると、麻疹によって働けない人々に対し、幕府の御救の手がさしのべられた。五月付町触で、町会所の年番肝煎名主《きもいりなぬし》たちへ次のように申し渡す。

町会所へ申し出候窮民御救願の義、平常の通り申し立つべきは勿論の義、この節世上一統麻疹流行に付き難義に候旨を以て申し立て候分も多くこれあり候え共、尚又心付行き届き候様取り調べ、これまで定式窮民御救願の振を以て願い出候様取り計らうべし。（読み下し筆者）

奉行所は、もともと「窮民」の「御救願」を恒常的に受け付けていたが、今回の麻疹大流行により、名主達にいっそう「窮民」の存在に気を遣い、「御救願」提出を心がけるようにというのである。さらにこの文言の後、「是迄名主共調之上、中立候分も多分有之、調方行届候趣ニは相聞候得共、多人数之儀ニ付、若《もし》調落等ニ相成候而ハ不便《ふびん》（不憫）之事」と説明する。「御救願」は名主の調べにより数多く提出されてはいるが、麻疹の大流行により窮民が大量に発生しているなか、調べ落としが出たら不憫だという、幕府のいわば〝憐れみ〟でこのような申し渡しがされたというのだ。御救の対象は病人本人だけでなく、健康であっても家内に病人が多くて看病のため働きに出られない人々も含まれた。

幕府の御触を受けて、名主の手で相当数の「御救願」が提出されたらしい。確かに文面を読むかぎり、名主にとっても、たくさん提出しなければ職務怠慢とも言われかねない。ところがこの触の四日後の五月二十日、奉行所は、今度は名主が病人の病気の様子を「見分」することなく書類を提出している場合がある、と咎めている。「病気之始末並相臥候日付等、以来書出可申候」と、今後は病状と、いつから寝込んでいるのかを書いて提出することを義務づけた。「御救願」の数を抑制する方向に動き出したのである。

さらに五月二十二日には、「其《その》日《ひ》稼《かせぎ》之《の》もの」が麻疹にかかって二十日ほどもたち、相応の稼ぎができるようになったら「御救」を願い出ないよう、などといった「御救願」提出不可基準を細かに伝えている。六月になると、願い出に当たっては名主が病人の家まで行って病気の容態から暮らしぶりに至るまで確認し、それらを細かに書き上げるよう指導する。

幕府にとっての御救基準不適合の申請者が、かなりいたことが推測されるのだが、大都市江戸が抱え込んでいた大量の「其日稼」の都市細民、彼らが麻疹のために生活の継続が困難となっていたことは確かだろう。

下層民への警戒

寛政四年（一七九二）、松平定信《まつだいらさだのぶ》ら幕閣は、天明の打ちこわしの主体は下層民を基盤とすると認識して、飢饉や物価高騰時に再び食糧暴動に至らないよう、江戸の大店層を中心とする都市地主の負担によって「江戸町会所」を設立している。吉田伸之によると、幕府はその後享和二年（一八〇二）に窮民・貧民の判定基準として「其日稼之もの」の「目当《めあて》」を設けた。それは①棒手振《ぼてふり》や日雇稼、②諸職人手間取、③道心者・修行者、④出《で》商《あきない》、⑤場末の零細な地主・家守・表店《おもてだな》商人などで困窮している者であるという。「其日稼之もの」は十九世紀前半に約二八万から四〇万人にのぼり、これは当時の江戸市中人口の六〜八割に相当した（『成熟する江戸』）。

今回の流行では京・大坂で麻疹窮民に対する御救の触は確認できない。「其日稼之もの」や単身者が特に多いという江戸の特殊性が、他の都市以上に麻疹窮民を生む土壌となったと考えられる。

江戸では「窮民」対策として、家持《いえもち》町人たち個人による施行も行われた。五月末から六月にかけて町奉行所は、こういった個人の施行を褒賞するために、町から施行主の名前と施物の内容を上申させている。富裕層にしてみれば、施行もまた純粋な社会奉仕というよりも、打ちこわしを未然に防ぐための担保であっただろう。

麻疹火の用心

麻疹の流行で非常事態に陥ったという点では、大坂も同様だった。大坂の「御触帳」に、享和三年（一八〇三）四月六日付で町年寄から町中に宛てた、麻疹流行に伴う「毒禁」（禁忌）と火の用心に関する心得書が残っている。

はしか流行ニ付、心得之事

一、はしかニ而若キ者・小児多ク臥、重き者・足たゝぬも有之候得《え》は、火之用心第一に候。

一、はしか病候内は勿論、跡《あと》之養生の事、毒禁ハ医師により少ツヽ違ひあり。尤《もつとも》毒は多ク候へは、不苦品斗《ばかり》書付もらひ、かたく守り可申候。

但、先年はやり候節、病中又跡も不養生ニて死し、又は片輪に成たるも有之候へは、急度《きつと》恐レ慎可申事。

一、自然出火あらハ、早速着之儘《まま》ニ而かけ付、病人・老人取りのけ候事肝要に候。装束など付候而は間に合不申。遠方より来り候人はおそく候へハ、自分近所ニても、風上ニ候はゝかけ付、風上の近き所のしるへの方へ、病人・老人のけ候而、早ク内へ帰り可申候。

一、此節無事成人《ぶじなる》、たとへ余儀なき儀ニ候共、可成《なるべく》たけ他行《たぎよう》致間敷《まじく》候。

但、町内は申すニ不及、隣町ニ而も自分風上ニ候ハ、、顔しる人之方へ早速かけ付、病人・老人取のけ可申事。

右之儀、去ル方より披露致し呉《くれ》候様申来り、尤成儀ニ付、荒方書付、相廻し申候。尚御銘々御写取、慥《たしか》ニ行届候様可被成《なさるべく》候。以上

亥四月六日　　　　　年寄

町中

（『大阪市史』）

病中・病後（「跡之養生」）の「毒禁」、すなわち禁忌については医師によって少しずつ内容が異なり、また食べてはいけない物があまりに多いので、食べてよい物だけを医師に書き付けてもらうようアドバイスしている。食べられる食品が相当限定されていたことがわかる。しかも、前回の安永の流行のときには、病中・病後の不養生がたたって、死亡したり体に障害が残った者もいたと、脅しのような注意まで書き添えられている。

また、麻疹の流行によって寝こむ人が続出するなか、都会では火災の際の逃げ遅れが一つの懸念される事柄であったことがわかる。江戸時代、木造家屋が密集する都会における

消火活動の基本は、延焼を食い止めるために家を壊すことである。それだけ火事に対しては、非力であり、とにかく火の粉が飛んでくる風下から逃げるしかない。健康な人はいざというときの救助活動のために、なるべく外出を避けるようにという注意は、いかに重症で動けない麻疹病人が多かったかを推測させる。

医療の展開と禁忌の拡大

人々が無料で入手できた麻疹情報は、町内を回された文書だけではない。篤志者による薬方や禁忌のリストが、広く無料で配られた。このような行為やその無償配布物を「印施《いんせ》」「施刻」「施印」などという。大坂の町年寄《まちどしより》が町中《ちょうちゅう》を回覧させた心得書もまた、そういった印施の写しであった可能性が高い。

印施の配布

江戸では幕府医官の多紀元簡《たきもとやす》（一七五四〜一八一〇年）が、この年、禁忌を列記した「禁忌一紙」を印施として無償配布したことを、後にその子、多紀元堅《もとかた》（一七九五〜一八五七年）が『時還読我書《じかんどくがしょ》』（明治六年〈一八七三〉刊）に記している。

元堅は、父元簡が享和三年（一八〇三）に作った印施を、文政の流行時に補筆して配布している。したがって元堅の印施から、ある程度元簡の作成した禁忌リストを推測することは可能だろう。元堅の印施で禁止された飲食物は、冷たい物・橙梨以外の果物・魚鳥類・酒・酸味の物・辛み・塩辛い物・くさい野菜・脂っこい物・炒めた物・麺類・黍《きび》・砂糖・蜜・湯茶である。食べてよい食品は百合《ゆり》・蕗《ふき》・くわい・干瓢《かんぴょう》・ぜんまい・長芋・麩《ふ》・冬瓜《とうがん》・白瓜・葛《くず》・大豆・小豆・やえなり・ささげ類・牛蒡《ごぼう》・大根・人参・香ある物・豆腐・菓子類・鰹節・椎茸・菜・うど・三つ葉・酒塩・小魚（小鯛・キス・サヨリ・アイナメ・小カレイの類）・茄子《なす》以外の即席漬け・昆布・煮た茄子。これ以外は五〇日間避けるとある。入浴は治癒後二〇日たてば可能だが、生水（真水）の湯ではなく薬湯が薦《すす》められ、房事は一〇〇日間禁じられる。

ちなみに『時還読我書』には、「家庭の遺式」と称する麻疹治療法も載る。「遺式」と言うからには、この治療法も父元簡から伝えられたものだろう。幕府医学館で医学生の教育にあたっていた元堅は、学生に教えるために、それを簡便に「初」（初期）・「中」（中期）・「末」（病後）の三段階に分けて説明している。初期の治療では病毒を出し切るための薬、中期の治療は解熱の薬を用いる。そして末期の治療は発疹が治まってからの保養の薬だが、これが余毒対策でもあった。医学館においても、後養生を重要な麻疹治療の一過程として学生達に教えたのである。

多紀氏が配布した印施の禁忌はきわめて具体的で詳細だが、たとえば江戸時代の麻疹治療で重視された中国医書『張氏医通』は、麻疹の禁忌についてそれほど詳しく述べてはいない。

中国医書の禁忌

痘瘡の禁忌をあげた箇所で麻疹の禁物を一緒に載せ、一切の辛い物、こってりとした物、酸っぱい物、胡椒《こしょう》、豚肉、クルミ、杏や梨、柿などの果物をあげる程度である。あとは麻疹の項でさらに、「葷腥」（臭い野菜や肉類）・酒・麺類・「生冷」（生もの）・「水果」（果物）・クルミ・「酸収」（酸っぱい物）、真水での行水が、症状によって病状悪化をもたらすことを指摘する程度である。

『張氏医通』以外の中国医書も、禁忌についてはだいたい似たり寄ったりの大まかな記載だ。日本の医師が中国医書の簡単な記載をもとに、詳細な禁忌リストを作り上げて広めていったのである。なぜだろうか。

「庸医」のもたらす禁忌の横行

山崎佐著『日本疫史及防疫史』によると、疱瘡に関する江戸時代の医書で、禁忌食について記載しないものはないと言ってよいほどである。それは、禁忌を遵守することが当時においては養生法であり、また予防法でもあったからだと説明する。そのため禁忌に関する知識は医者にとって非常に重要なものだった。麻疹についても同様の理由から、禁忌リストに対する大きな需要があったのだろう。中国医学では一般的に、麻疹の禁忌は疱瘡より厳しいと書かれている。たとえば多紀氏の印施にある禁忌食物のリストをみると、基本的に刺激物や消化の悪そうな物を避けているようにはみえるが、それだけで説明しきれるものでもないようだ。やはり麻疹病理を充分理解したうえで、本草学に基づく食物の性から、個々の食品の可否を医師が判断しなければならない。

だが理論抜きのマニュアル医療しか身につけていない「庸医」には、具体的でしかも日常の食品すべてに渡る詳細なリストが必要となる。禁忌食物のリストは、より詳しい情報を求める医者と、麻疹養生の指針を求める一般の人々の要請に基づいて、時間とともに雪だるま式に増加したのである。

長沢寿庵著『麻疹療《りょう》治《じ》指《し》南《なん》』（寛政九年〈一七九七〉自序）は、禁忌とされる食品が増加していく状況をよく示す。本書は中国医書丸写しではなく、日本の食物事情にあわせた禁忌食物リストが載る初期の麻疹医書である。

寛政九年、近づく流行を見越して開板された際に刷られた禁忌は、朱巽《しゅそん》の『痘科鍵《とうかけん》』（明代）に載る「鶏魚」「猪肉（豚肉）」「塩酸」「五辛」から、江戸時代人が一般的には食べる習慣のない「猪肉」を省き、代わりに「甜《まくわ》・西瓜・桃李・新ニ漬タル菘菜《とうな》・茄子・胡瓜《きゅうり》・越瓜《しろうり》」などを記す。

さらに、享和三年（一八〇三）に流行が始まってから貼付されたと思われる、本書の版元の名「萱《ぎ》洲《しゅう》解《かい》慍《うん》楼《ろう》蔵」が刷り込まれた貼紙のある本が大阪の公益財団法人武田科学振興財団杏《きょう》雨《う》書《しょ》屋《おく》に所蔵されていて、そこには「はしか忌物・服食してよき物」のいっそう細かいリストが載る。享和の流行中に流布した禁忌情報が反映されたのだろう。京都大学富士川文庫の蔵本にこの紙は貼付されていない。

また本書は『痘科鍵』の禁忌リストにない「房事」を加えている。日本の場合は中国と違って成人患者も多かったからである。禁忌が増加していく過程は、中国医書を日本の疫学的状況にあわせて変容させていく過程でもあった。

禁忌は是か非か

安永の流行時と同様、今回も流行の始まる前に、流行間隔を見計らって麻疹医書が刊行された。それは安永五年（一七七六）からちょうど二〇年目にあたる、寛政八年（一七九六）から始まる。商業ベースに乗った医学書出版のスタイルが定着したのである。先に紹介した長島の『麻疹薬按』に、麻疹流行を指折り数えて待つ医者達が登場したが、実は長島もその一人だったのかも知れない。寛政十一年刊『麻疹方訣《ほうけつ》』（長島養三）は、麻疹の流行は二、三〇年おきなので、あらかじめ流行前に準備しておくことの必要性を述べ、同年刊の『麻疹探嚢方《たんのうほう》』（片山猷輔《ゆうすけ》）も、寛政十年に麻疹流行が近いことを察知して執筆したと記している。

流行の最中には医書だけでなく、先にあげたような印施をはじめとして、一般向けにさまざまな麻疹関連出版物も出された。そのため禁忌情報は、安永の流行のときよりいっそう蔓延する。

禁忌が広がった状況をうけて、流行収束直後から医者の間で禁忌の是非をめぐる医学論争が展開した。そもそも麻疹禁忌は中国医書に基づくものであるから、一般的には禁忌否定派の医師は、中国医書への盲従を批判する、いわゆる古方派を自認する医師達である。古方派の医師・村井琴山《むらいきんざん》（一七三三～一八一五年）は、著書『麻疹略説』（享和三年〈一八〇三〉七月自序）の中で、吉益東洞の「万病一毒論」を支持し、病はその証に従って治療すべきで、麻疹という病名に基づく治療はあり得ない、と安永の流行のときの『麻疹一《いっ》哈《こう》』同様に、後世派の治療を厳しく批判している。

村井によれば、禁忌とは服用している薬と食物との「相畏相反」（相性）の原則を考慮するだけでよく、しかも服薬ののち半時（約一時間）過ぎれば食べ物を制限する必要はない。下痢する者はせいぜい「冷物・生物・水」を避け、上逆（胃気の突発的上昇）の甚だしい者は酒を避ける。日常食べている食品は、食べ過ぎなければ問題ない。したがって「猪・羊・魚・酒・鶏・蛋（たまご）ノ類」も淡く煮れば食べてもよい。「俗間の禁忌」の多くは誤りで、誰かが何かを食べて死ぬとそれが評判になるに過ぎず、力量のない医者がこれを正すことができずに同調しているのだと批判する。

医者が自信を持って治療できない背景として、麻疹の流行周期が長くて経験が積めないという事情を記す。琴山は今回の麻疹治療は五十歳以下の医者にとっては、弟子時代の経験があるか、もしくは初めての経験であり、自身の藩内に五十歳以上の医者は五、六人しかおらず、ほとんどの医者にとって本格的麻疹治療は初めてのことだったという。

ちなみに医者の問題については、名古屋の石原正明《いしはらまさあきら》（一七五九〜一八二一年）も『年々随筆』（年未詳）の享和三年の記事のなかで、滅多にない流行なので医師が手慣れていない、と医者への不信感を記している。二七年前、安永五年の流行のときに治療をした医者は「此比《このごろ》老しれて物の用にたつは少く」、今活躍する医者は安永五年当時はまだ書生で治療法をよく覚えていない、そのせいか薬もうまくあたらない、と辛辣《しんらつ》である。

禁忌の実験

享和三年（一八〇三）の診療経験を書いた稲葉贇水著『麻疹顕証録《けんしょうろく》』（年未詳）も、村井琴山と同様に古方の立場から、「麩瘡《ハシカ》ニ限ラス諸病ニ禁忌アレトモ、吾門コレヲ信用セス」と述べる。彼は患者の好む物を食べさせ、好まない物を禁物としてきたが、積年一人も害は出ていないばかりか、むしろ禁物と言われている物でも好物ならば食欲が増進して気力を得、かえって治りがよくなることも多いと述べる。「粗工《ヘタイシヤ》ノ輩《やから》、同ク恐ルルコト俗間ヨリモ甚シ」と、実力のない医師が素人以上に禁忌を恐れると嘆き、麻疹にかかった門下の医者十数名が試みに禁忌食物を食べてみたが、問題なかったという。また篤志家達がさまざまな禁忌を記した印施を無料配布したために、禁忌が広がるのだと批判する。稲葉の批判には、先にみた幕府医官多紀元簡による印施も念頭にあったかもしれない。

水戸藩医、原南陽《はらなんよう》（一七五二〜一八二〇年）はこの麻疹の流行中、中山備前守信敬の下問に答えて『叢桂亭医事小言《そうけいていいじしょうげん》』の巻六「麻疹」を著した。南陽にとって麻疹の治療は、安永五年の流行に次いで二度目の経験である。先にも紹介したが、その経験から麻疹は「殊ニ軽易ノ病ニテ、方書ニモ痘瘡ノ後ニ附載シテ、格別心ヤスク覚ヘ候」と、軽い病気であると述べる。

禁忌の広まりについては「毒忌多ク申触《もうしふら》スコトハ、臆セル医師ノ胸ヨリ出《いず》ル流言ナルヘシ」、「此度《このたび》ハ麻疹ハ前年ヨリ毒忌ヲヲク申触スハ、先年ヨリハ医師ニ人物乏ク成タルニヤ」と、禁忌が安永五年の時よりも増えていること、それは前回の流行のときよりも医師の力量が劣っているからだと指摘する。さらに「毒忌ハ貴地（江戸を指す）ニテハ甚シト承ル。人ノ多カ故ニ多口スルニヤ」という言葉から、禁忌は大都市江戸で特別さかんに言われていたことがわかる。禁忌とされた筍・茄子・糠味噌漬・蕎麦・冷麺を自分の家の患者達に食べさせても害がなかったことを記し、「江戸ニテアマリ毒忌多ト承及ヒ候ユヘ聞ヒ中候」と、毒忌情報を多く耳にして困惑しているであろう、江戸在住の信敬に配慮している。

『麻疹得効方《とっこうほう》』（長等山金鳳子、享和三年夏序文）もまた、「己レガ技倆ノ拙《つたな》キコトヲ匿《かく》シテ、咎《とが》ヲ一口《いっこう》ノ食、一衣ノ寒ニ帰シ、病家ヲ煽動スルナリ」と、禁忌は医者の技量不足の言い訳だと批判する。

このように医書をみていくと、麻疹禁忌は特に江戸のような都市部を中心に広がったものであること、医者の間でも主として古方派を自認する医師達によって、禁忌は技量のない後世派の医者の妄言として批判されていることがわかる。

麻疹患者の解剖　だが、禁忌支持の医者の中にも、医学的確信のもとに禁忌を説く者から、禁忌に通じていないことを患者から非難されるのを恐れて禁忌の流行に追従する者まで、かなり幅があった。禁忌批判に対して、解剖的知見をもって反論する者もあった。それは当時の医学において、人体解剖の所見に基づいて病理を説明しようとする姿勢が生じてきていたことを示す。

江戸時代の人体解剖の嚆矢《こうし》は、山脇東洋《やまわきとうよう》（一七〇五〜六二年）による宝暦四年（一七五四）の刑死者の解剖とされる。そのとき描かれた解剖図が宝暦九年に『臓志』として公にされ、従来の中国医学の内景図と呼ばれる五臓六腑を描いた人体図の誤りを明らかにした。

さらに、杉田玄白《すぎたげんぱく》（一七三三〜一八一七年）らの『解体新書《かいたいしんしょ》』（安永三年〈一七七四〉刊）や、その弟子・大槻玄沢《おおつきげんたく》（一七五七〜一八二七年）による『重訂解体新書』（寛政十年〈一七九八〉刊）によって西洋の解剖書の翻訳が刊行され、医学における解剖の重要性に対する認識が広がっていく。そのような中で、享和三年当時はすでに実際の解剖に基づく日本人の手になる、さまざまな解剖書が刊行されていた。

これまでも何度か登場した明石藩医・長島養三は、『麻疹薬按』（享和三年〈一八〇一〉十二月序）の中で、古方の医者は毒が尽きれば何を食べてもよいと言うが、麻疹は殊の外「精気」を消耗する病気なので、体が元の状態に復するのに二、三〇日はかかると述べる。そして、獄中で麻疹にかかった罪人が治癒の後処刑されたが、その死体を解剖したところ臓腑からまだ「疹毒」が消えていない状態だったことをあげ、これは麻疹が治ったあともしばらくは「裏毒」が残っているからであると論じている。

「疹毒」に注目する長島は、「麻疹消毒丸」という家方の毒消し薬を寛政十二年から享和二年まで、毎年春分・秋分の日に諸人に施してきた。寛政十二年から始めているのは、そろそろ麻疹がはやってもよい頃だと判断したからに違いない。これを服用した人々は皆今年麻疹を逃れたり、毒が内攻するのを妨げることができたという。

大槻玄沢も、麻疹の処刑囚の解剖について『麻疹啓廸《けいてき》』（享和三年七月序）の中で、「百香園塾生」の談話を記している。幕府の首切り役人である山田浅右衛門《やまだあさえもん》に解剖させてみると、「腹内総テ火ノ如ク壮熱」し、「心ト肺トヲ剖《わ》リ日ニ透シ見タルニ、内外一面ニ紅点ヲ発シ」という状況だったという。麻疹は内臓の心肺に至る迄紅点が発する全身に及ぶ病であると理解している。

玄沢は、巷で言われる食禁について、胡瓜は「生冷ノ変」、梅干しは「酸収」をもたらす食品であるからだろうと説明する。先にみたように「生冷」も「酸収」も、『張氏医通』に書かれた禁忌である。玄沢のような篤学の蘭方《らんぽう》医であっても、中国医学に基づく禁忌に理解を示している。

ちなみに江戸在住の玄沢は、「ハシカセヌマシナイ、又軽クスルウタ、或ハ軽クスル佩《お》ヒモノナトイフ類、専ラ世間ニキキコユ。往年ハキキモ及ヌコトナリ」と、今世間でもてはやされるさまざまな麻疹のまじないなぞ、かつては聞いたことがなかったと記す。

余毒の新薬「西河柳」

麻疹の余毒に対する恐怖は、文久のはしか絵にも登場する「西河柳《せいかりゆう》」、または「御柳《ぎよりゆう》」というギョリュウ科樹木の葉の生薬普及にも現れている。

京都に住む国学者で神職の橋本経亮《はしもとつねあきら》（一七五五〜一八〇五年）が著した『橘窓自語《きつそうじご》』は、「むかしきゝもせざる御柳といふ柳の葉を煎じて用ゆれば、余毒をさるよし、荻野典薬大允《だいじよう》をはじめ、それ〳〵いふ医師あり」と書いている。前回の流行までは聞かなかった御柳（西河柳）が、享和三年の流行では麻疹の余毒を消す新薬として、京都でも医師の間で評判になり、その情報が「典薬大允」という朝廷に仕える医師の権威と共に市井の人々にも流れていた。荻野典薬大允とは、刺絡に長じた名医として広く知られた荻野元凱《げんがい》（一七三七〜一八〇六年）を指す。なお、紛しい名だが御柳はヤナギ科ではない。

著者経亮は、安永五年（一七七六）に自分が麻疹にかかったときは聞かなかった「毒忌み」が、今回の流行では増えているという感想も記す。禁忌食物の種類は、京都でも前回の流行より増大していたらしい。それだけ余毒に対する関心が高まっていたのだ。

西河柳を含む処方は、京都の畑柳啓《はたりゅうけい》の『麻疹聚英《しゅうえい》』（享和三年〈一八〇三〉三月序）にも数多く載せられていて、これが享和の流行のときから大きく脚光を浴びた新薬だったことがうかがえる。文久のはしか絵に登場する西河柳の絵は、単なる迷信に基づくまじないのようにみえるが、実は享和から普及した麻疹薬を反映しているのである（図7）。

西河柳の日本への伝来については、『橘窓自語』は宝暦の時分と記すが、先にも登場した幕府医官・多紀元簡は『麻疹心得』の中で、西河柳は『証治準縄《しょうちじゅんじょう》』（王肯堂、明代）・『広筆記』（繆希雍《びゅうきよう》、明代）といった中国医学書に載る薬で、日本には享保年間（一七一六〜三六）に渡来し、この享和三年の流行から普及したと記している。

西河柳の薬効について、元簡の評価は高くない。著書『麻疹輯要方《しゅうようほう》』（享和三年刊）の中で、中国の『本草経疏』（繆希雍、明代）が西河柳を「神薬」と評価していることに触れるものの、『麻疹心得』の中では「甚タ効験ノ著《いちじるし》キヲ見ズ」「効功ナキノ薬ニアラズ」と、積極的評価は与えていない。また、麻疹の際の下痢には効果的だが、青臭くて飲みにくいため、服用する者はまれであったとも述べる。

ちなみに富《ふ》士《じ》川《かわ》游《ゆう》著『日本疾病史』は、西河柳は一種の解熱薬であると記している。

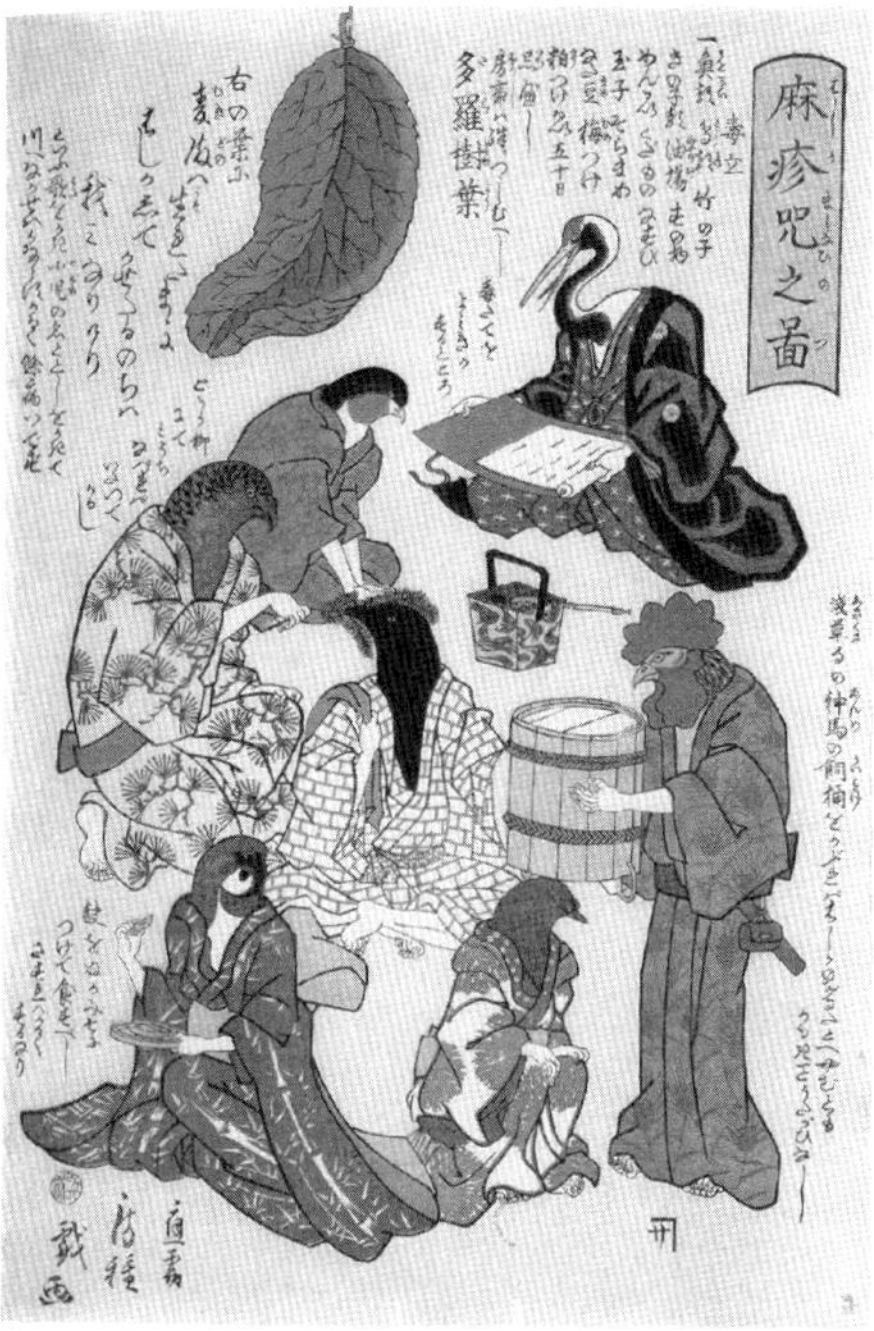

図７　はしか絵「麻疹呪之図」（文久２年４月．房種画．内藤記念くすり博物館所蔵）

禁忌リストとともに，種々のまじないが鳥の姿で紹介される．左上の松葉模様の着物を着た鳥が手に持つ枝が西河柳（御柳）．飲み薬のはずが，この枝で体をなでるまじないとして描かれている．右上の黒羽織の鶴は医者．

麻疹医療と蘭方

『麻疹賀散退記《はしかがさんだいき》』は享和三年（一八〇三）五月に出版された、麻疹と闘う麻疹薬を社会を救うヒーローとして描く戯作である。本書は、人々の薬に対する深い信頼と、麻疹薬の幅広い普及を前提とした作品と言えよう。ことに蘭方の薬を取り上げている点において、時代の流れをよく反映している。タイトルは「足利三代記」の洒落だろう。写本しか残っておらず、著者は不明である。

ストーリーは二八年前、すなわち安永の流行のときに滅びた麻疹賀《はしかが》の仇を討つため、麻疹賀の一子出若丸《でるわかまる》を守り立てて頭痛《ずつう》駿河守《するがのかみ》耳成《みみなり》以下、鼻血《はなぢ》登之助《のぼりのすけ》、当時大便《とうじだいべん》の大方堅成《だいぶかたなり》などの武将が術名師《じゅつなし》の城主篠木兼足《しのぎかねたる》を責め立てるという設定である。これに対して帝御《ご》養生《ようじょう》の院が梨子高色《なしのたかじき》大納言・枇杷《びわ》少将《しょうしょう》高売卿《たかうりきょう》を勅使とし、麻疹賀軍追討の宣旨《せんじ》を出した。この二人の勅使の名は、麻疹によいとされた梨と枇杷の値上がりに由来する。本道医者の守末吉を総大将に、藪医隙《やぶいひま》の守供無《かみともなし》、匕加減下手成《さじかげんへたなり》などが従って麻疹賀軍と戦うが、真竹《またけ》八九郎笋寒《しゅんかん》という猛将を前に、おおいに苦戦する。本道医者とは内科医のこと、筍は麻疹の食物禁忌の一つである。この年は春からの流行だったので、ちょうど筍が出回っている時期と一致したのだろう。最後は阿蘭陀十三味《オランダそさみ》という者の子孫で、美濃《みの》国大垣（現岐阜県大垣市）の住人、十三味蘭方テリアカが現れ、彼の活躍によって麻疹賀軍に勝利する。麻疹の諸症状を蘭方の毒消し薬テリアカによって治療するのを擬人化しているのである。

写本であるため、本来絵を伴う作品であったかどうかは確認できない。ただ、そのストーリーと趣向は、次の文政六年（一八二三）の流行のときに出版された、やはり薬を擬人化し、武将姿の絵を付した『麻疹御伽双紙《おとぎぞうし》』と同類である（一四〇頁図15）。

また、テリアカはここでは蘭方の麻疹薬として登場するわけだが、医師・平野重誠《じゅうせい》（一七九〇〜一八六七年）が書いた養生書『病家須知《びょうかすち》』（天保三〜五年〈一八三二〜三四〉刊）には次のように、疱瘡の薬としてよく使われていた様子が書かれている。もっとも重誠は、疱瘡にテリアカを用いることに反対しているのだが。

世に底利耶加《テリヤーカ》といふ薬を疱瘡に必《ゼヒモチフル》要ものとするは大なる誤《アヤマリ》にて、この物、疱瘡に於てさらに其益あるを見ず。ことに善《ネムタガル》眠ものには尤《モツトモ》大害ありて、多《オホクノマ》服しむれば、これがために痘《ホウサウコ》児を害《コロス》ことあり。決して用つべからず。

十三味《そさみ》蘭方テリアカが美濃大垣の住人であったのは、大垣藩医、江馬蘭斎《えまらんさい》（一七四七〜一八三八年）を想定しているからと思われる。十三味という苗字は、オランダ語の化学を意味する「舎密《せいみ》」という訳語からきているのかもしれない。江馬蘭斎は杉田玄白に蘭方を、前野良沢《まえのりようたく》（一七二三〜一八〇三年）に蘭学を学んだ。寛政十年（一七九八）に、京都西本願寺法主の重病を治してから、その名声が高まったと言われているので、享和三年当時はすでに蘭方の名医として知られていた。ちなみに蘭斎の次女が漢詩人・文人画家として知られる江馬細香《さいこう》（一七八七〜一八六一年）である。

麻疹伝染病説『断毒論』

蘭方の影響は薬だけでなく、麻疹病理の説明にも及んでいる。享和三年（一八〇三）の麻疹大流行の三年後にあたる文化六年（一八〇九）に、麻疹や疱瘡が伝染病であることを明言する橋本伯寿《はしもとはくじゅ》（?〜一八三一年）の『断毒論《だんどくろん》』が刊行された。漢文で書かれているため、平易な語り口で国字に書き直した『国字断毒論』も、文化十一年に刊行されている。

『断毒論』は、病気の伝染性と予防対策を強調している点において、医学史研究の領域では画期的な書として取り上げられることも多い。富士川游は『日本疾病史』の中で、橋本の伝染病説は西洋医学の影響下にあることは確かだが、この時代に日本に伝来していた西洋医学書の説く伝染病説よりも説明が明確であると評価する。

橋本は長崎に遊学して吉雄耕牛《よしおこうぎゅう》（一七二四〜一八〇〇年）や志筑忠雄《しづきただお》（一七六〇〜一八〇六年）に蘭学を学んだが、その遊学の帰途、大村や天草で疱瘡患者を厳重に隔離して予防効果を得ていることを知り、隔離による伝染病の予防対策を提唱するに至った。橋本の主張は次のようなものである。

これまでの医学書は、疱瘡や麻疹の病理を、誰もが母胎から受け継いで持っている胎毒がその年の「天行時疫《てんこうじえき》」に触れて体の外に引き出されたものとみなしたため、発病は避けがたいと考えている。だが疱瘡や麻疹は「天行時疫」ではなく、病人に近寄って臭いをかいだり、その着用した衣類や使った器物に触れることで「病毒」に伝染した後、この「病毒」と、人が生まれつき体内に持つ「天稟《てんりん》の毒気」とが感応して発病する。

「天稟の毒気」は胎毒のように一種類ではなく、病気ごとに存在する。したがって病気に万種があるように、「天稟の毒気」も万種存在する。が、「万病一生一度」、つまりあらゆる病気は一度かかってその病気の毒気が尽きてしまえば、二度とかからない。疱瘡・麻疹・水痘は一気に毒を出し尽くすから再発しないので、それ以外の病気が何度も再発することがあるのは、毒気が出きっていないからである。

一度かかれば再発しないとはいえ、発病したら生死に関わる病で、かつその病毒を避けることが可能な疱瘡や麻疹の場合は、予防策を講じるべきである。具体的には、患者との接触を避けるために、流行したら未感染者を流行地から数ヵ月間避難させる避痘法を行えばよい。

右のような主張に基づいて、橋本は避痘隔離法の法令化を甲府勤番支配役所に請願した。だが、その書中で幕府医学館の痘科教授・池田瑞仙の説を批判したため、『断毒論』の版木が押収されるという事件が起きる。この事件のせいもあったのか、当時の医学界や社会に対する本書の直接的な影響力を史料の中にみいだすことは難しい。『断毒論』の説く、未感染者の一時避難という予防方法に同調した医学書や養生書が流布した形跡もない。

ただ、幕府や諸藩はこれまでみてきたように将軍・藩主・その嗣子に対しては、以前から患者やその近親者との隔離による感染予防策をとっている。胎毒が時疫に感じて発病するという説明は、確かに医学上の通説ではあったが、江戸時代の人々は橋本による隔離の勧めの前から経験的に、麻疹・疱瘡・水痘の感染を避けるには患者の隔離が有効であることを、ある程度知っていたとみて良いだろう。

また橋本は、麻疹の「余毒」が残ると「痢病・乾疥・瘍《はれもの》・痰咳」を発すると述べ、「麻疹の余毒は医書にたえて論ぜざれば、その余毒なるを知る医者はまれなるべし」と記すが、これまでみてきたように麻疹の余毒対策は、医者はおろか一般の人々の間でもすでに常識化していた。

諸商売の明暗

式亭三馬のみた麻疹

享和の流行のまっただ中、売れっ子戯作者・式亭三馬《しきていさんば》（一七七六～一八二二年）の『麻疹戯言《ぎげん》』（享和三年〈一八〇三〉刊）が板行された。『浮世風呂《うきよぶろ》』や『浮世床《うきよどこ》』といった江戸の庶民生活を活写した滑稽本《こっけいぼん》で知られる三馬の筆は、麻疹が大流行するさなかにおける江戸の人々の姿も、生き生きと、そしておもしろおかしく伝えてくれる。

本書は三馬自身が麻疹にかかりながら、書肆《しょし》の求めに応じて病床で執筆したとあり、書肆・三馬ともどもの商魂のたくましさをうかがわせる。三馬によると、麻疹を病むと麻疹の書を読みたくなるのが人情なのだそうだ。

商魂たくましいのは出版業者だけではない。三馬は麻疹をめぐる諸商売の盛衰のありさまを、麻疹の症状を入れ込みながら、次のように面白おかしく伝える。少し長いが引用しよう。なお、傍線部が麻疹の症状である。

三戯場《しばい》のやぐら幕も、発熱の汗とともにいたずらにしぼり上《あぐ》れば、金主の頭痛は、煠鱔人《うなぎや》の炙魚的《やきて》と倶《とも》に大抹額《おおはちまき》のあはれなるさまなり。貨食者《にうりや》・麪家《そばや》も麻疹に付経商《しょうばい》休の招状《はりふだ》を出《いだ》し、段疋舗《ごふくだな》にもおあいおあいの声絶《たゆ》る中に、いかなれば又、貨郎店《こまものみせ》を出す者の許多《おおき》ぞや。その甚しき事、小戸《げこ》大戸《じょうご》をいはず、是をかぞへなば、まことにはく程とこそいふべけれ。湯屋の管長《ばんとう》は常の居眠に増《まし》を加へ、出入の髪頭家《かみゆい》は思ひの外に廻る事頓《すみやか》也。祈禱の法印は呪術《まじない》の守護《まもり》を出せば、五社《いなり》の廟官《かんぬし》劣らじと護符を施す。或は名方《めいほう》を書て広《ひろむ》るあれば、或は禁忌を写《かき》てとらするもありて、麻疹の猛威《いきおい》いよいよ御さかんにおはします物から、傾城の哀なるや、鼻衂《はなじ》の夥しきを見ては貯蔵《できあい》の起請をもかかまくおもひ、彩粉房《みじまいべや》に浮説《うわさ》はしても、嫖客《きやく》は噴嚔《くさめ》をするのみにて、都《すべ》て通ひ来る者少し。只麻疹訪安否《みまい》の駅使《ひきやく》のみ、昼夜をたてくだしにくだして、葭街《よしちょう》の裏門、魚鳥留《ぎょちょうどめ》の禁物にさみしく、楊《やなぎ》橋橘坊は三弦《さみせん》の話もなくて、薬研の音のみかまびすし。薬材客《きぐすりや》の賑ふのみならず、莘浮《やぶ》医も効を顕さんと麻疹精要卒然《にわか》に闇記《そらん》じ、葛根湯に休む間《ひま》なく、時を得顔に誇るといへども、ことしは勝れてよなみのよければ、稚《いとけな》きものは鈴付たる猴《さる》に杵《きね》めきたるものをもてあそびつ、おとなしきものも、させるくるしみもなければ、まめやかなる命定《いのちさだめ》ともいふなるべし。夫《それ》麻疹は天行《てんぎょう》の疫邪によりて発《おこ》るとありて、十二支の二《ふた》めぐりのころにはやる（流行る）よしを医書にもいへり。（中略）麻疹は命定にあらず。疱瘡命定なるべし。夫《それ》はともあれ、此ごろの人は疱瘡《ほうそう》鬼《がみ》の合棚《あいだな》に麻疹の神のあるとまで心得けん。（中略）医人《おいしゃ》の仮似《まね》する素人療治は包紙の表書《うわがき》にも煎法如常《せんじようつねのごとし》と清朝風で嚇詐《おどか》して、段疋舗《ごふくや》の売契《うりあげ》歟、魚市街《おだわらちょう》の交盤冊《ひかえちょう》歟と、よめぬやうににじくらねば、国手《じょうず》めかぬと心得るが白癡謔《こけおどし》の初熱《ぞやみ》なり。さるがなかにも販薬生《きぐすりや》を似する売薬多く、横町のしまふたや、新道のあやしの出格子、連牆《かどなみ》に麻疹の妙薬妙薬と写標的《かんばんかき》の筆意を露はし、筆ぶとに見らせたる松板の間に合招牌《あいかんばん》、井《いど》の牌《しるし》を斜《よこめ》に瞅《に》らんで、路次口にまでぶらさげしは、欲心表に出透《でそろい》なり。其効験の妙々奇々、孰《いず》れを聴ても神の如し。

不況に泣く人々

まず、禁忌との兼ね合いで打撃を受けた商売は芝居小屋・鰻屋・煮売屋・蕎麦屋・呉服屋・風呂屋・髪結床・遊郭である。麻疹禁忌の中には、中国医書の疱瘡の禁忌が麻疹に転用されたものもある。芝居小屋と遊女屋の不況は、『張氏医通』の疱瘡禁忌「鑼鈸《らばん》金器之声」「房事淫気」が、音曲や房事の禁忌と結びついたからだろう。遊郭では、遊女自身が麻疹にかかってそもそも客が取れない。音曲の禁忌によって、芸者も仕事がない。

髪結床については『保赤全書』の疱瘡禁忌に「梳頭《そとう》」があげられている。病気の間は月代《さかやき》を剃ることも禁じられた。月代を剃る習慣のない中国の医書にはもちろんこれは書かれていない。日本の麻疹医書が結髪や月代を禁じたのは、『張氏医通』が気を動かす作用のあるものを禁じていることに依拠すると考えられる。

芝田祐祥の養生書『人養問答《じんようもんどう》』（正徳五年〈一七一五〉序）は、「平生毎日髪を結ひ、頭上の血熱をめぐらすべし、然《しか》らざれば眼病をそこねる」「女は月代をそらぬ故にいかほど経水に気をくだしても上升の気つよし」とあって、結髪は血熱の巡りを、月代は気の発散を促進する働きがあると説明している。

呉服屋の打撃は、手代《てだい》や丁稚《でっち》といった若者と子供が麻疹で寝込んだことによる、労働力不足に起因するだろう。これについては、後であらためて触れることにする。

麻疹商売の盛況

麻疹不況の中で儲かったのは、生薬《きぐすり》屋と医者だった。そのため江戸の町のあちこちで、素人が突然麻疹の薬を売り出しはじめるという現象も起こった。医者の間では安永の流行のときと同様に『麻疹精要』が読まれ、処方はおきまりの升麻葛根湯である。

篤志者による薬方や禁忌のリストも、広く無料で配られた。先にみたように、幕府医官の多紀元簡がこの年、禁忌を列記した「禁忌一紙」を無償配布したことを、その子、多紀元堅が『時還読我書』に記している。

　宗教関係者は、このときとばかり競ってお札やお守りを売りさばく。宝暦三年（一七五三）の流行のときにも「はしか神」の練り物があったことをみたが、この年もやはり「麻疹の神」が登場し、三馬は「まことに麻疹の神あらば、すみやかにちくらが沖え送り給へ。さらばおのれも御幣《ごへい》を振立、鐘と太鼓をうちならして、おくれ〱とちからを合せ奉るべし」とも書いており、麻疹神送りが行われたことがわかる。「ちくらが沖」とは筑羅が沖のことで、日本と唐土・朝鮮との潮境にあったとされる架空の海である。ただし、麻疹神はいまだ「疱瘡鬼の合棚《がみ》」に祭られる程度の存在に甘んじている。

　小さい子供には、鈴を付けた括《くく》り猿や小さな杵といった、麻疹を軽くするまじないのおもちゃが売られた。括り猿とは、子育てのまじないに用いる猿のぬいぐるみで、神社などからもらってきて、端午《たんご》の節句の旗の下部や、子供の着物の背中につけたという（富澤達三）。こういった病児用のおもちゃは、疱瘡では以前から木菟《みみずく》や起き上がりこぼしがあるが、麻疹ではこの享和の流行以降の史料でしか確認できない（図8）。

『麻疹戯言』の挿絵は、右のような江戸の町の光景を、中国の町に仮託して描く（図9）。麻疹薬の看板を掲げる薬屋を前に、右端の「麻疹呪術」と書いた箱に腰掛ける男が左手に持つのはまじないの杵、男の図上の傘から吊されているのが括り猿である。中央の二人の

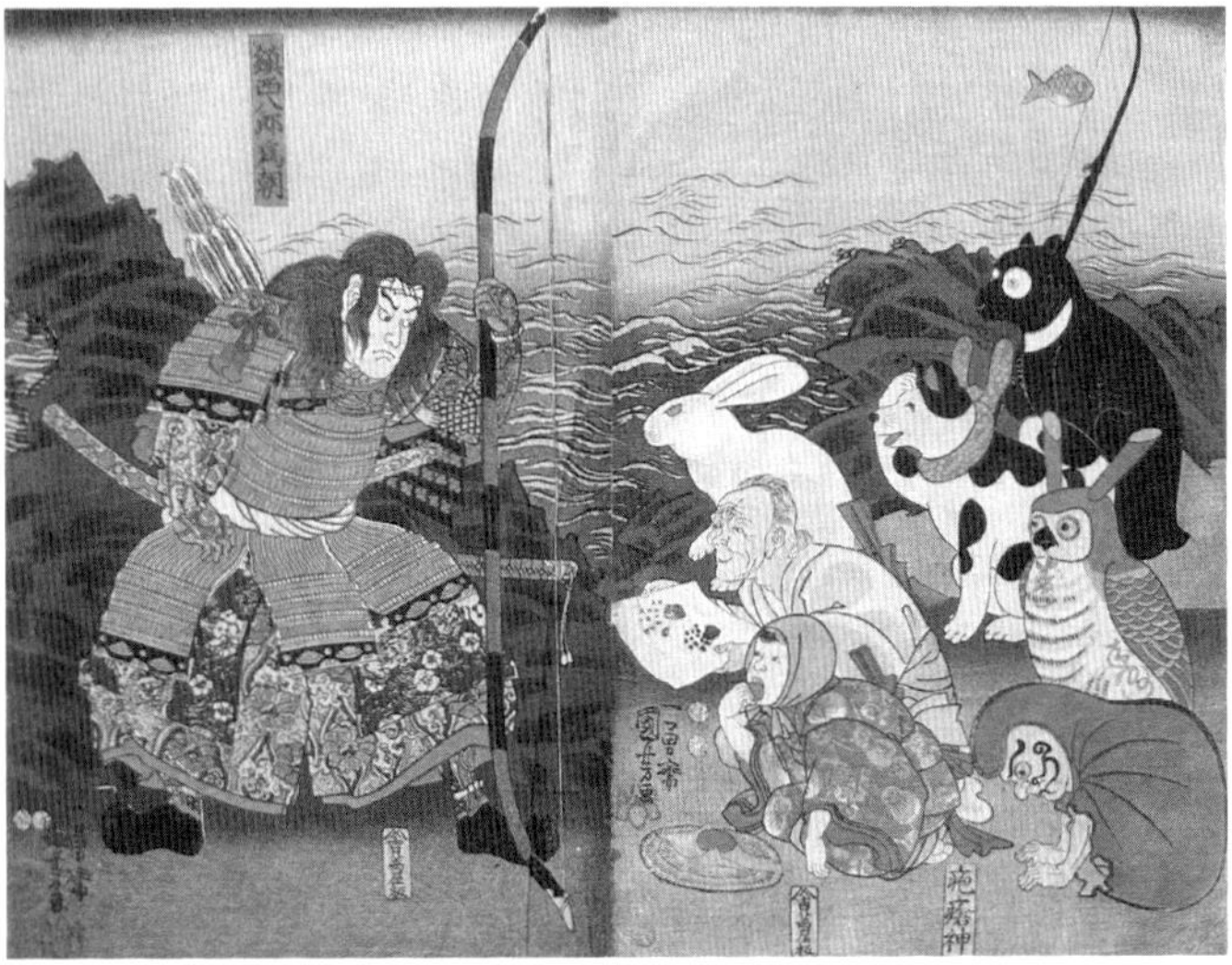

図８　疱瘡絵「鎮西八郎と疱瘡神」（一勇斉国芳画．内藤記念くすり博物館所蔵）

老人と子供の姿をした疱瘡神が，鎮西八郎為朝に疱瘡を軽くするという詫び証文を渡している．疱瘡神に付き従うのが疱瘡児用の張り子のおもちゃ達．兎は疱瘡薬の材料にもされ，兎を飼うと疱瘡が重くならないと言われた．

男は、前を行くのが医者で後ろから「青嚢」と書いた薬袋を担いだのが従者。

左端の少年は麻疹を予防したり軽くするまじないに用いる多羅葉を売る。多羅葉とはモチノキ科の常緑高木で、葉は二〇センチほどに成長する（図10）。葉の裏面を傷つけるとその箇所が黒く変色する性質を利用して、麦殿のまじない歌（二〇頁参照）を書いた（宗田一『図説日本医療社会史』）。

人々は麻疹不況に泣き寝入りするばかりではなく、次々

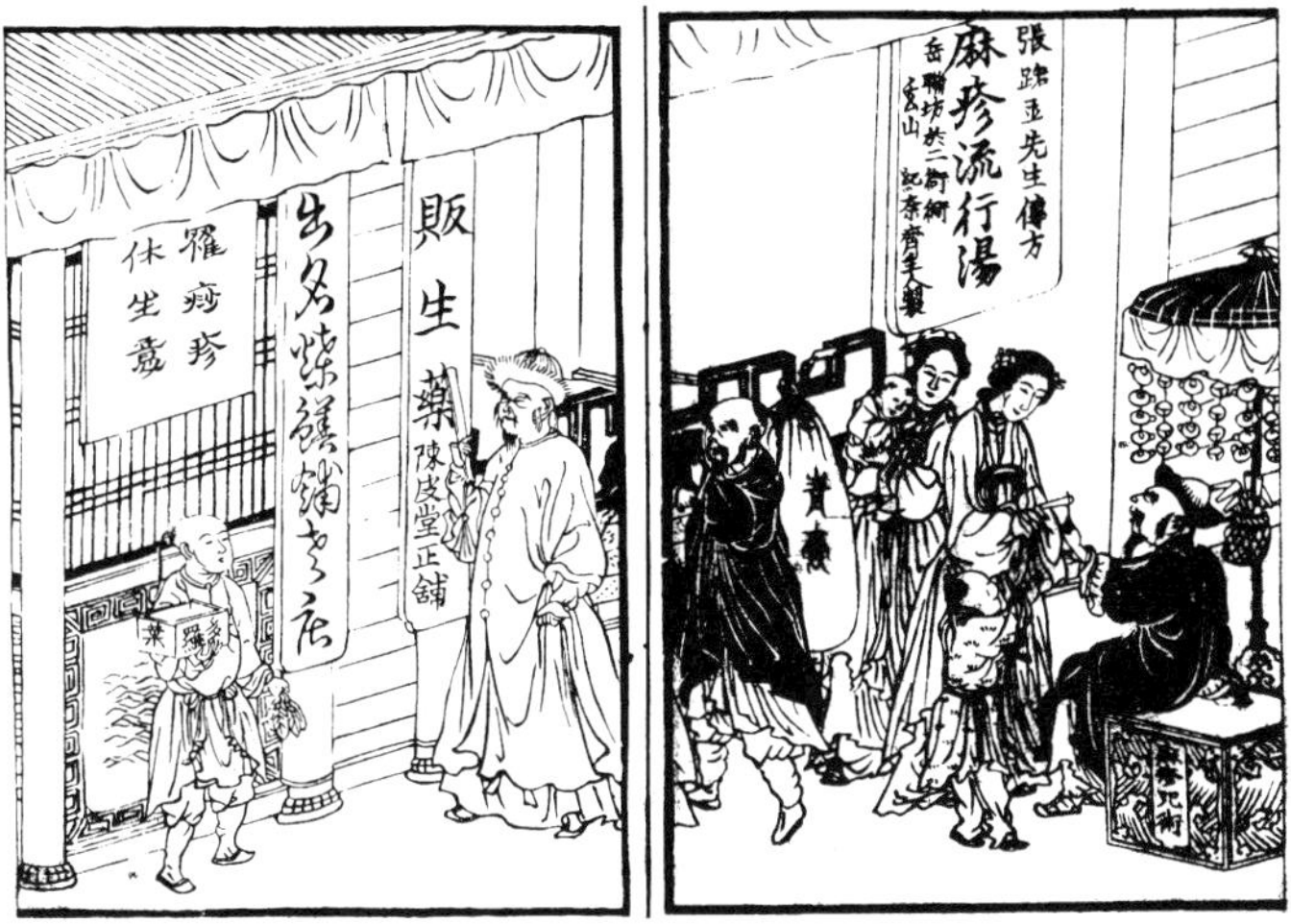

図９　『麻疹戯言』（式亭三馬著，享和３年刊．武田科学振興財団杏雨書屋所蔵）

に麻疹関連の商品と商売を生み出し、一稼ぎしようとしたのである。麻疹神も素朴な信仰というより、むしろたくましい商魂の産物だろう。

　三馬は「疱瘡は見目定め、麻疹は命定め」と言う諺に対して、実際には麻疹は軽い病で命定めではなく、疱瘡こそ命定めと言うべきであると述べている。麻疹による経済的混乱は大きかったものの、彼の実感としては、この年の麻疹の犠牲者は少なかったようだ。

　ちなみに先にあげた長島養三の『麻疹薬按』によると、長島がこの年麻疹治療をした商家の二十四歳になる下女は、疱瘡痕で顔が黒く蛇の皮のようだった（「黎《れい》黒蛇皮のごとし」）。彼女は疱瘡の瘢

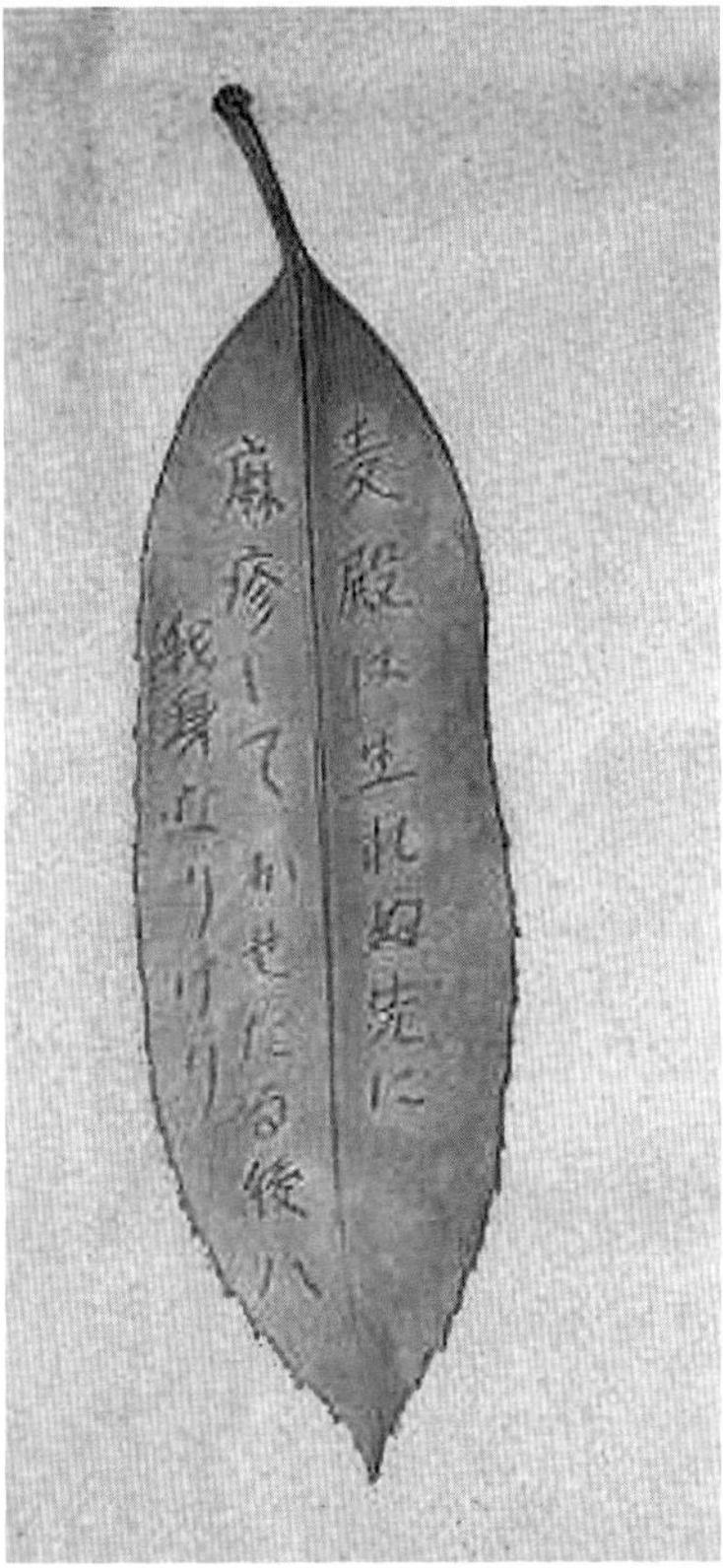

図10　多羅葉の葉

葉の裏側に釘などで引っ掻いて文字を書くと，このように黒く浮き上がる．写真は，麦殿のまじない歌．

痕の上に麻疹の痕が残ったら「廃人」となってしまうと恐れ、痛痒いが必死で掻くのをがまんしたという。麻疹とて疱瘡ほどではないにせよ、痕が残ることがある。

いずれにせよ江戸の人々は、玉石混淆の大勢の町医者たちと多種の売薬、巷に飛び交う禁忌情報の中で右往左往させられている。麻疹薬となる生薬が軒並み高騰するほど医薬に依存する社会のありかたと、過熱する麻疹関連商売が、麻疹をめぐる社会的混乱を大きくしたといってよいだろう。

「欲心表に出透《でそろい》なり」とは、麻疹の発疹がたくさん出ることと、欲をまるだしにすることを掛けている。麻疹のときに発疹がたくさん出るのは、胎毒を出し切って余毒を残さないためよいこととされたが、江戸の町の欲の出揃い方もまた見事である。

豊かな都市生活

麻疹の流行に伴う社会的混乱の重要な背景の一つは、都市の豊かな消費生活の展開である。三馬が損害を受けた商売としてあげる芝居小屋・鰻屋・煮売屋・蕎麦屋・呉服屋・風呂屋・髪結床・遊郭は、いずれも大都市江戸を象徴するようなものばかりだ。江戸や大坂といった大都市を中心にさまざまな禁忌が広がってパニックを起こさせたのは、裏返せば都会人の日常生活が禁忌に指定されたようなもの抜きでは成り立たなくなっていたからである。

芝居小屋の盛況

十八世紀後半以降の江戸の歌舞伎は、江戸荒事《あらごと》の大成や三味線音楽を用いた舞踏劇、下座音楽《げざおんがく》の発達などによって飛躍的な展開をみせた。それを支える劇場空間の充実も、また著しい。芝居小屋という質素な名称にもかかわらず、そこは華麗な舞台演出が可能なハイテク劇場であった。花道《はなみち》を備え、回り舞台をはじめ舞台装置の一瞬の転換、舞台のあちこちから役者を神出鬼没させることのできるしかけなども整っていた。

享和三年（一八〇三）当時、江戸の芝居小屋は堺町・葺屋《ふきや》町、そして木挽《こびき》町にあった。堺町には中村座、葺屋町には市村座、木挽町の森田座という官許の三座が「本櫓」として存在し、さらに「本櫓」の芝居小屋が休業の際に代興行する、都座・桐座・河原崎座という「控櫓《ひかえ》」と呼ばれた芝居小屋もあった。

また堺町・葺屋町界隈には小芝居の玉川座、古浄瑠璃の薩摩座、人形劇の結城座などが軒を連ね、座席料・入場料を担当したり観客の食事の世話をする芝居茶屋も多数あって、巨大な芝居町を形成する。その茶屋の数たるや、明和六年（一七六九）段階で、中村座大茶屋一八軒・小茶屋一五軒、市村座大茶屋一三軒・小茶屋一五軒、森田座大茶屋七軒・小茶屋一二軒にも及んだという。

江戸三座の歌舞伎興行は、通常年五回、弥生《やよい》狂言（三月）がはいれば六回行われる。その一年間の興行収支は、十八世紀末から十九世紀初めで約八〇〇〇両の収入、約七〇〇〇両の支出、差し引き約一〇〇〇両の利益があった（西山松之助『江戸歌舞伎研究』）。当時の人々の娯楽に占める歌舞伎のウエイトがいかに大きく、また巨大な産業であったかがわかる。

麻疹は流行中から後養生期間も含めて数ヵ月の禁忌を強いるわけであるから、享和三年の流行では一年間の興行のうち、皐月《さつき》狂言（五月）・盆狂言（七月）、場合によっては秋狂言（九月）あたりまで客足に影響が出た可能性がある。麻疹流行による経済的打撃は、三馬が指摘する興行資金を出していた「金主」だけでなく、芝居とさまざまな形で関わって生活していた、芝居町の構成員全体の問題であった。

江戸時代の大都市における外食産業の発展には、目を見張るものがある。以下、原田信男の研究（『江戸の料理と食生活』）から江戸の町の外食事情をみてみよう。

江戸の外食産業

地方出身の単身者が多い江戸では、簡便な食事が求められてきた。ことに明暦《めいれき》の大火（一六五七年）以降の復興に際して大量の労働人口が流入し、外食の需要が急速に高まって、調理済みの食品を販売する煮売り・焼売りと呼ばれる商品が急増した。天保七年（一八三六）の町年寄の申し渡しによると、文化元年（一八〇四）段階で六一五六軒の食べ物商があったという。

江戸の鰻屋が蒲焼きを提供して人気を集めたのは、味醂《みりん》が調味料として本格的に用いられるようになった十八世紀末からである。江戸時代は隅田川などで鰻が捕れた。鰻は江戸の地魚だったのである。

また、蕎麦が江戸時代の代表的ファストフードとして爆発的人気を得るのは、蕎麦切が考案されたためで、すでに慶長年間（一五九六～一六一五）には、かなり普及していたらしい。江戸中期に入って、だし・醤油・味醂などの調味料の向上が、よりおいしく蕎麦を食べる工夫につながって、普及に拍車をかける。享和三年（一八〇三）当時、うどん屋・

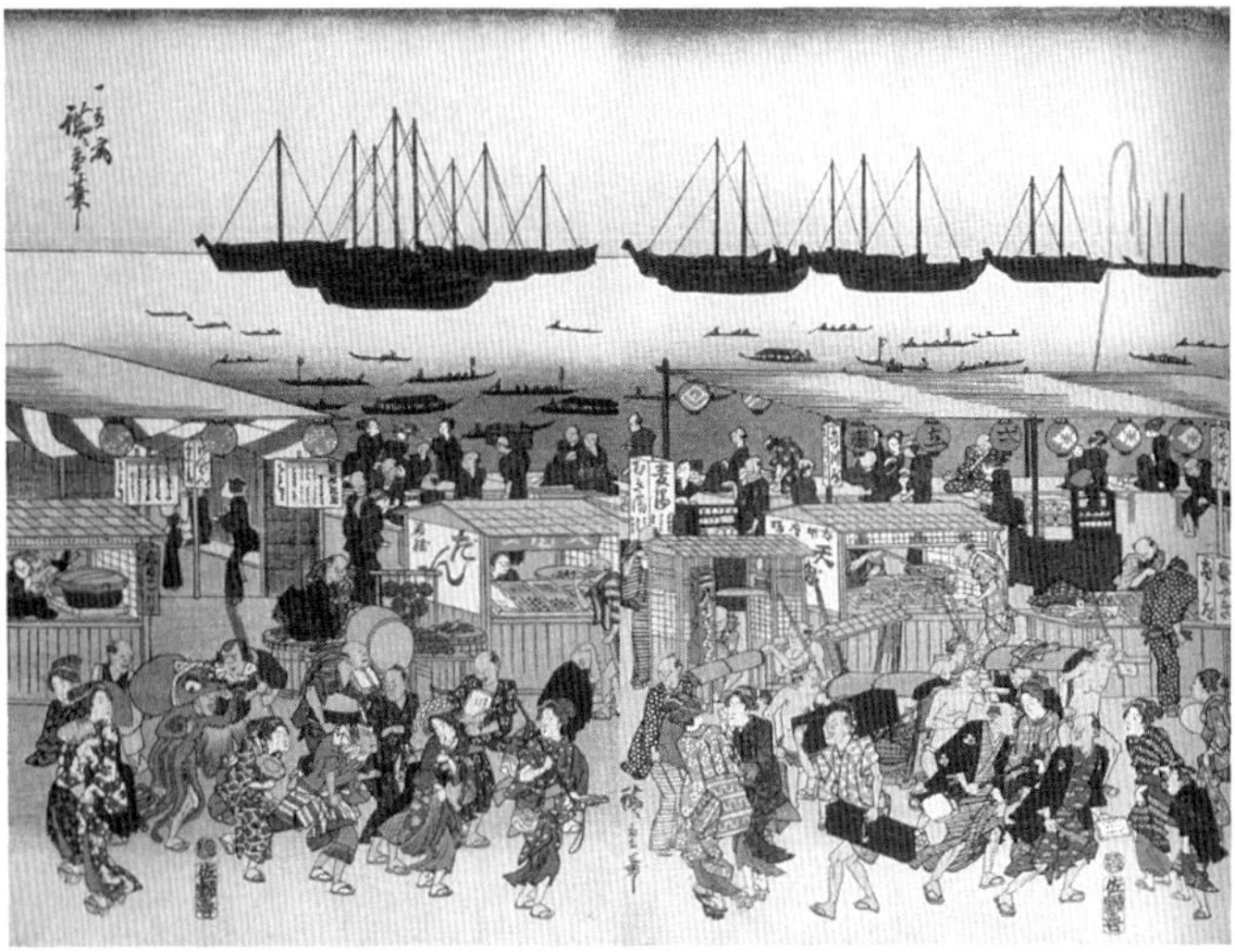

図11　「東都名所高輪廿六夜待遊興之図」（部分，歌川広重画，江戸東京博物館所蔵）

天保12,3年（1841～42）頃の江戸高輪の月見風景．焼きいか・天麩羅・蕎麦・麦湯・汁粉・団子の屋台店がみえる．

蕎麦屋は、すでに煮売り屋台の代表的存在であった（図11）。

屋台が固定化したようなレベルの小屋がけや小規模な見世《みせ》も増えていき、享和に続く文化年間（一八〇四～一七）に入ると「町中に住んでいれば、三度の食事も自分で自炊しなくても困らない」（岡田助方著『羽《う》沢《たく》随筆』文政六年〈一八二三〉ほどであったという。

これに対して、たとえば『加賀藩史料』が伝える地方の百姓の食生活は、きわめて質素である。天明五年（一七八五）、天明の飢饉の最中に、加賀藩の百姓が書き上げた日常食と飢饉食のリストが残っている。「羽咋《はくい》郡・鹿島郡里方並山方村々百姓中食事に仕《つかまつり》候品々」によると、飢饉のときではなく通常の食事でも、大唐米（赤米とも呼ばれた最下等の米）や麦・稗《ひえ》・粟《あわ》・黍《きび》に大豆・小豆といった豆類、大根や蕪《かぶ》・芋類とその葉、ワラビやイタドリなどの山菜類、これに沿海部ではシジミや海草、小エビが加わる程度である。

この食生活の都鄙の差をみただけでも、禁忌による混乱は都会でしか起こり得ないことが理解されよう。

呉服屋

江戸時代は、呉服と言えば絹織物を指し、麻や木綿の反物は太物《ふともの》と呼ばれた。江戸は呉服を扱う商人が多く、日本橋周辺には三井越後屋・白木屋《しろきや》などの大呉服店が店を構える。この浮世絵は、延享二年（一七四五）の三井越後屋の売り場の賑わいを描いたものである（図12）。「おあい、おあい」という賑やかな声が響いてきそうな光景である。

吉田伸之によると、三井越後屋では大勢の手代と「子供」と呼ばれる丁稚が一人ずつペアを組み、組ごとに競いあうことで大きな売り上げを達成していた。この販売方法を「前売り」という。吉田は、十八世紀中頃の三井江戸本店の店舗平面図から、駿河町通りに面してそういった「前売り」スペースが設けられ、二五組ものペアが配置されていたことを

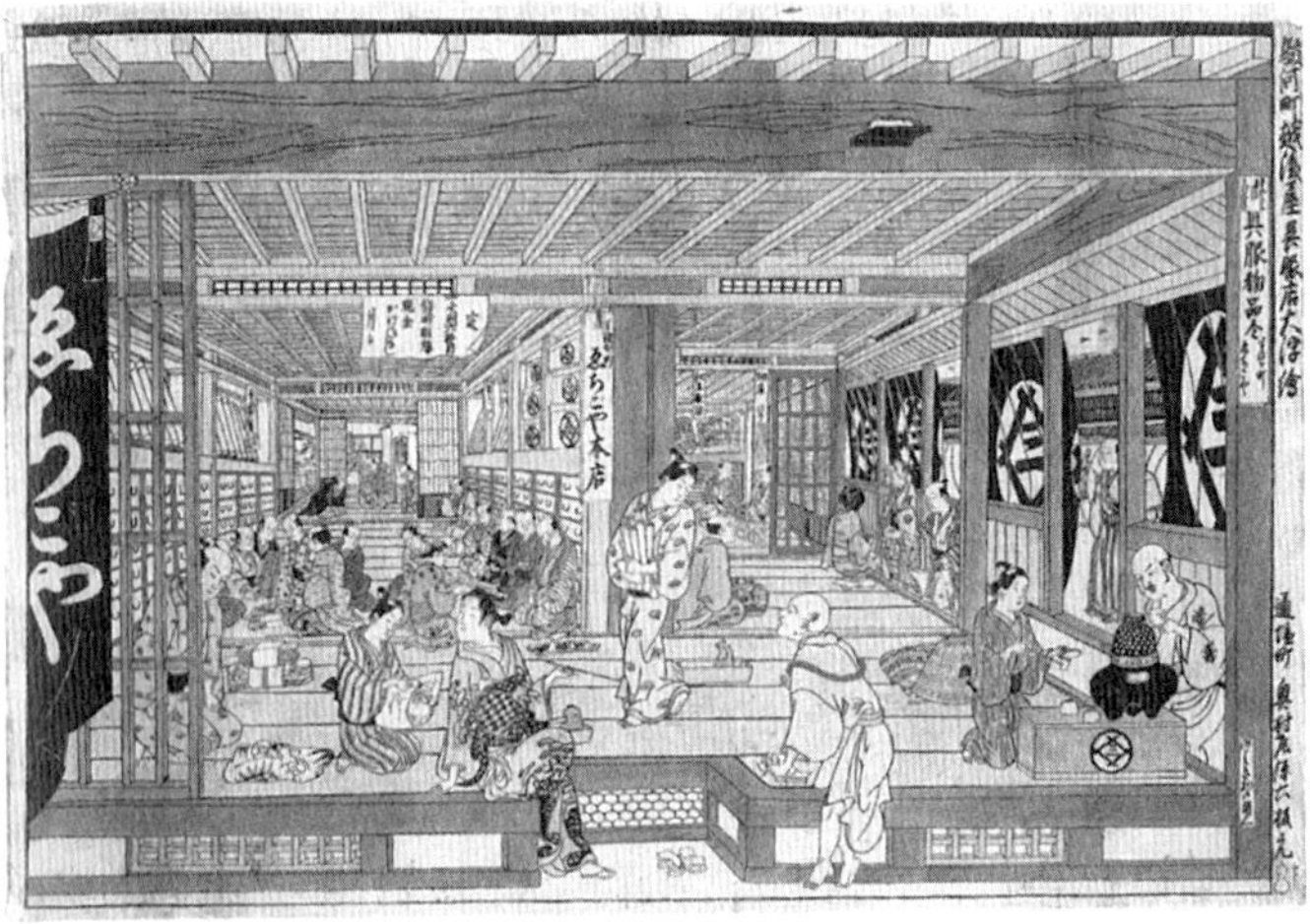

図12 「駿河町越後屋呉服店大浮絵」（奥村政信画．江戸東京博物館所蔵）

延享2年（1745）頃の駿河町越後屋本店，のちの三越．左手前で女性客の相手をする丁稚の横に，手代と思われる男性が付く．右手前は勧進に来た願人坊主．

指摘する（『成熟する江戸』）。

三井越後屋のような大店は、こういった多くの若い従業員が住み込みで集団生活を送ったために、ひとたび感染症が発生すると流行の温床にもなりやすい。二五年ぶりの麻疹流行が、前売りをする手代と子供という労働力を一気に奪い去ったことは想像に難くない。のちの文久二年（一八六二）の麻疹流行では、越後屋は二〇〇人もの奉公人が麻疹にかかったという（氏家幹人）。

幕末の江戸で活躍した医者、本《ほん》間《ま》棗《そう》軒《けん》（一八〇四〜七二年）は、著書『内《ない》科秘録《かひろく》』（元治元年〈一八六四〉刊）の中で、結核が大商人の奉公人部屋や儒家・医者の塾、官女の長局《ながつぼね》で広がり、多くの人が亡くなると記している。いずれも若者が集団生活を送る場であり、これらの場は結核だけでなく、また麻疹流行の場ともなったのである。

銭湯と入浴習慣の普及

江戸の銭湯の始まりは、十六世紀末といわれている。が、慶長末年（一六一四）頃成立した『慶長見聞集』に「今は町毎に風呂あり」と記載されるところから、銭湯で入浴する習慣は、十七世紀はじめにはすでに広く定着していたとみてよい。文化七年（一八一〇）に、幕府によって江戸の風呂屋を十組に分けた同業者組織「府内湯屋十組」が定められたときの記録では、江戸には五二三軒の銭湯があった。西沢一鳳軒《にしざわいっぽうけん》（一八〇二～五一年）の『皇都午睡《みやこのひるね》』（嘉永三年〈一八五〇〉刊）は、幕末の江戸には一町に少なくとも二軒は風呂があったと記す。江戸では火の用心のためと経費節減のために、大きな商家の家族でも銭湯を利用した。

江戸の銭湯の普及度は、その料金システムからもうかがうことができる。『皇都午睡』が「江戸に限つて直《あたい》の安き物は、湯と髪月代也」と記すほど低額だった。入湯料値上げは幕府に願い出て許可されることが必要であり、物価が下がれば幕令で値下げさせられるという、いわば公共料金扱いであった。

入湯料は一回ごとに払う形だけでなく、「留湯」といって一ヵ月何回通っても定額という形もある。さらに留湯には、一人分払う形と、家族の人数にかかわらず一世帯いくらという払い方があった。入湯料の支払い形態にも、人々の銭湯に通う頻度の高さが反映されている。

江戸人が毎日のように熱心に銭湯に通ったのは、関東ローム層の上に形成された江戸の町が埃っぽかった、というだけではない。熱い湯を楽しむ身体感覚の形成や、体を温めると疲労が体内から排出されるという養生観、そして何よりも銭湯で磨き上げた清潔な身体を維持することが、社会規範となっていたからである。幼児の頃から入浴用おもちゃを携えて毎日お風呂に通い、熱い湯に入って体を洗うことを躾けられるのは、そのためである。銭湯通いは江戸の人々にとって、家庭教育の一環であった。また、いわゆる「女大学」と総称されるような寺子屋で使われた女子教科書でも、身体の清潔は身だしなみとして説かれている。

これだけ江戸の人々の日常生活に溶け込んでいた銭湯に、五〇日から一〇〇日もの間麻疹によって通えなくなったのは、銭湯の経営者にとってもさることながら、病人本人にとっても相当の苦痛を強いたであろうことは想像に難くない。

髪結床

床屋もまた、銭湯同様に都市生活には欠かせない商売だった。『皇都午睡』が、銭湯と並ぶ江戸で安い物の代表として「髪月代也」をあげたように、床屋は安い料金で月代を剃り、髪を結い上げ、ひげを剃ったり耳掃除までしてくれた。

江戸時代の月代を剃る習慣は床屋の普及につながり、江戸では万治元年（一六五八）に各町に一軒の割り当てで髪結床の営業が許可されるようになっていた。江戸時代中期以降は順番待ちの客のために碁や将棋盤を備えたり、草双紙を置いたりしたという。床屋へ恒常的に通う男たちの社交風景は、式亭三馬の『浮世床』が描いて余すところがない。

床屋が常設店舗以外に、得意先を回って歩く「廻り髪結」という形態も広く行われた。三馬が「出入の髪頭家《かみゆい》は思ひの外に廻る事頓《すみやか》也」と表現したのは、麻疹流行で得意先が減少した状況を指している。

遊郭の賑わい

先にあげた大坂の随筆『嘶の笛』によると、享和三年（一八〇三）に出された見立て文句の中に、「辻君のうはさ」として忠臣蔵の大石内蔵助《おおいしくらのすけ》の台詞「日本人のあほうの鑑《かがみ》」が載った。筆者の暁鐘成は、「此頃、長堀浜辺にて辻君を買したわれ（戯れ）男有しが、忽《たちま》ち其座にて即死せし事ありて、市中の取沙汰まち〳〵にて大評判となり、剰《あまつ》さへ見立番附に入て板行《はんこう》となること、言語道断の事どもなり」と、房事が麻疹禁忌であるにもかかわらず、夜鷹《よたか》を買って即死した男がいて大評判となり、見立て番付入りしたと説明する。それだけ人々の間では、房事の禁忌は注目されていたわけで、にもかかわらず買春するのは「あほうの鑑」以外の何者でもなく、「たわれ男」「言語道断」と罵倒されたのである。房事の禁忌に対する右のような世間の認識のもとでは、遊客の激減は当然の事態だった。

江戸時代は、冥加金《みようがきん》を幕府や藩に上納する公娼と、非合法の夜鷹のような私娼とが多数存在した。公娼には、幕府が認可した江戸吉原《よしわら》・大坂新町・京島原の三大遊郭の遊女以外にも、広義には個別藩により許可された遊郭の遊女や、宿場の飯盛女《めしもりおんな》が含まれる。三大遊郭の整備は十七世紀半ばまでに完成するが、十八世紀半ば以降は、たとえば江戸吉原では遊女の最高位の太夫《たゆう》が一人もいなくなって文化サロンとしての揚屋《あげや》文化も後退し、安価な散茶《さんちゃ》女郎中心のむき出しの売買春の場となっていったように、遊郭の大衆化が進む。大衆化はそのまま大規模化でもあった。安政五年（一八五八）の吉原の遊女の数は実に三八〇〇人にものぼる。

さらに幕府は十八世紀半ば以降、飯盛女の人数制限も緩和している。明和元年（一七六四）、江戸周辺の宿場の飯盛女は品川に五〇〇人、板橋・千住に一五〇人、内藤新宿に一五〇人いた。大坂でも天保十三年（一八四二）に許可された飯盛女付旅籠《はたご》屋で抱えおいた飯盛女の数は、新堀《しんぼり》二三二人、曾根崎新地四三一人、道頓堀八〇一人で、新町遊郭をしのぐ勢いであった。

こういった公娼制の拡大に伴い、宿場の規制人数外の飯盛女や、茶屋女・夜鷹といった私娼も増大する。人数的には公娼よりも私娼のほうが、圧倒的多数であったという。まさに巨大売春社会の出現であった。享和三年の麻疹流行に伴う房事の禁忌の徹底は、遊郭の主たる顧客である若い世代が病人の中心であったことを考慮すると、その経済的打撃は相当大きなものがあったろう。

麻疹本を読む人々

麻疹養生書の普及

文政六年の流行—「大抵は軽症にして」

禁忌の遵守をはじめとする後養生《あとようじょう》の重視と余毒に対する強い恐怖は、多くの社会的混乱を巻き起こしながら、享和の流行以降、都市を中心に医者・患者の両者に広がっていった新しいスタンスである。新しいスタンスであるがゆえに、これらに従来の慣習的養生法では対応しきれない。また、麻疹の長い流行間隔は、そもそも各家庭での麻疹養生に関する経験を蓄積することを難しくもしていた。故郷を離れ、単婚小家族を形成することの多い都市では、特にそれが難しい。人々はおのずから医者や印施《いんせ》などの情報に頼らざるを得なかった。この傾向は次の文政六年（一八二三）の流行ではいっそう強まり、ことにメディアの情報に対する依存度が高まって、麻疹養生書の出版をはじめとして、医療情報の市場化が促進されていく。

先にも登場した幕府医官・多紀元堅の『時還読我書《じかんどくがしょ》』によると、文政六年の麻疹は十一月から西国ではやり始め、江戸では十二月末に始まって翌文政七年二月にピーク、三月に終息した。

大抵ハ軽証ニシテ薬セスシテ癒ル者、亦《また》少ナカラス。故ニ予カ処療セシモノ三百人ニハ満《みた》ス。一人モ疑難措手ノ証ニ遇ス。享和癸亥ノ疫ニハ、逆証モ多カリシト聞シニ、当年ハ事カハリ、東西共ニ不治ノ証ヲ見ストソ。

この年の麻疹は二〇年ぶりにもかかわらず、享和の流行とうって変わって全国的に軽症で、医者も薬もさほど必要でなかったようである。

江戸の薬研堀《やげんぼり》（現東京都中央区日本橋二丁目）で開業していた平野重誠もまた、著書『病家須知《びょうかすち》』の中で、この年の麻疹はやはり軽かったと書き残している。

予、幼《イトケナク》して麻疹を患《ウレヒ》、やや其苦悩《ソノクツウ》甚《ハナハダシ》かりしを記《シル》（知る）のみにて、治術《ジレウ》のことは思もかけず。近年又天下一般《トウ》に麻疹流行して、江戸の地方《アタリ》にもきたりしときは、以前のごとく炎熱《アツサ》の候《コロ》にあらざる故か、さしたる険 証《ムツカシキシヨウ》もなく、一人も此《コノ》病にて死《シニ》たるを聴《キカ》ず。因《ヨリ》て薬せずして愈《イユル》もの多ければ、其治方を委《クハシウ》せずといへども、従 前《ムカシヨリ》の麻疹の治術《ヂジユツ》・用薬《クスリ》のことに於《オイテ》は、少《イササカ》 疑なきこと能《アタハ》ず。されども険 重《オモキトコロ》の症に対《ムカヒ》て、的確《タシカ》なる実験《ココロミ》を経たることあるにあらねば、今此《コノ》編には説《イフ》べきこともなし。

重誠が子供時代にかかった麻疹は、その生年からすると享和三年（一八〇三）の流行である。このときは江戸の町では四月から六月にかけて、太陽暦では五月から七月頃の蒸し暑い時期にはやった。だが、医師として迎えた文政六年の流行は暑い頃でなかったせいか、それほど重症患者もなく、一人も死者を知らないという。服薬することなく治ってしまう者が多かったので、あまり麻疹の臨床経験を積まなかった、したがって、昔からの麻疹治療の方法については疑問もあるのだが、本書に書くべきことはない、と率直に述べている。

『徳川実紀』では文政七年正月二十六日、御三卿の田安斉荘《たやすなりたか》（一八一〇〜四五年）の発病の記事が最初である。斉荘は子だくさんで有名な将軍家斉《いえなり》の十三男で、田安家を継いでいた。その後、三月から十月にかけて、紀州の徳川斉順《なりゆき》（家斉の七男。一八〇一〜四六年）、水戸の徳川斉脩《なりのぶ》（一七九七〜一八二九年）、一橋斉礼《ひとつばしなりのり》（一八〇三〜三〇年）、清水斉明《しみずなりあき》（家斉の十二男。一八〇九〜二七年）といった、御三家・御三卿の面々が発病する。いずれの場合も家斉から見舞いとして檜重《ひのきじゅう》と肴を遣わし、酒湯《ささゆ》の折には「鮮鯛」を贈っている。

またも諸物価高騰

軽症で、しかも江戸で流行したのは三ヵ月程度であったにもかかわらず、人々は享和三年（一八〇三）の流行のときと同様に、麻疹対策に過剰な反応をみせた。麻疹の病人や死者の数と麻疹が引き起こす社会的パニックの規模は、必ずしも一致しないことがわかる。

そして前回享和三年の流行の後に闘わされた医者同士の熱い禁忌是非論争も、社会的にはほとんど影響がなかったようである。江戸の町では今回の流行でも享和同様、麻疹によいとされた食べ物や薬種の値段が急騰し、町奉行から物価引き下げの触が出される。

この節麻疹流行に付き、病人食物の青物・乾物の内、百合根・長芋・干瓢《かんぴょう》・大角豆類直段《ねだん》格別引上げ、かつ鰹節直段等も引上げ候由相聞え、不埒の至りに候。早々引下げ、平常直段通り売り渡すべく候。もし高直《たかね》に売り候もの相知れ候はば、急度《きっと》申しつくべく候。薬種の儀は先達ても申し渡し置き候通り、小前の薬種屋共も下直《したね》に売出し申すべく候。その外麻疹に付き直段引上げ候品これあり候はば、何に限らずこれ又同様、早々引下げ申すべく候。この旨、町中残らず相触れるべく候。

申（文政七年）正月　　（読み下し筆者）

麻疹によいとされる野菜や乾物のうち、百合根・長芋・干瓢・大角豆（ササゲ）といった豆類の値段が特に上昇し、鰹節も高くなった。薬価については二回目の注意だという。それ以外も麻疹関連での値段引き上げをすべて禁ずるとあり、あらゆる麻疹関連商品が一斉に値上げされた様子がうかがえる。

上方でも麻疹禁忌は守られていた。彦根城下の平田町の町代である中村全則《みちやす》（一七七五～一八四三年）は、文政二年から天保四年にかけて日記を残している。文政七年の麻疹流行のときは、全則の養子・鉄太郎十三歳が二月末から麻疹にかかる。当初は風邪だと思って医者にみせたのだが、一週間ほどして麻疹であるらしいとの診断が下され、発疹が出た段階で麻疹と確定した。そうなると、ほうぼうから薩摩芋や洗米（神仏にお供えした米）・外郎《ういろう》餅・柚香糖などが届く。また、他家に麻疹の病人が出たとき、全則は煮豆を贈っている。薩摩芋も豆類（ただし乾物の豆）も柚も、麻疹のときに食べるとよいと喧伝された食品である。見舞いという行為を通じても、麻疹養生の情報は浸透していくわけである。

面白いのは、息子の主治医・西山氏は、他の医者がはやらないなかで、一人繁盛し、途中からくたびれて駕籠で往診するようになった。全則は「いかなるや？」と、息子の主治医の人気の理由が理解できずに、不思議がっている。

松浦静山と禁忌

肥前平戸藩藩主の松浦静山《まつらせいざん》（一七六〇〜一八四一年）は、博物学を愛した大名として知られる。何事にも好奇心と探求心が旺盛な静山は、文政の麻疹についても、彼の随筆『甲子夜話《かっしやわ》』に詳しく記している。

静山はこの年麻疹が流行し始めると、幕府医官中川常春院の印施『救疹便覧』にある予防薬を、女中や家臣に用いさせた。嗅薬《かぎぐすり》と稗風呂の入浴、そして「三豆湯《さんずとう》」の服用である。すると発病しても皆病状が軽く、麻疹薬として三袋蓄えておいた庭の御柳（西河柳）の葉は、一袋しか必要でなかったと記す。もっともこの年の麻疹は全国的傾向として、予防薬など飲まなくても軽くすんだはずだが、静山はそれには触れない。

静山は今後の流行に備えて、『甲子夜話』に『救疹便覧』を全文転記する。『救疹便覧』は、享和の流行のときに配布された印施の数冊を常春院が一書に編纂したもので、医者の少ない田舎の人々に配布することを目的として作られた。静山が本書を「殊に禁忌のことをのぶ」と説明しているように、禁忌について詳しく書かれている。それは常春院自身が麻疹禁忌を重視したからに他ならない。

多紀元堅は先にみたように、この年、享和の流行のときに幕府医学館総裁であった父元簡が作製した麻疹禁忌の印施に、少々増補を加え、配布した。麻疹禁忌のリストは先人の作製したものに加筆されて増えることはあっても、減ることはなかったのである。

幕府医官による熱心な麻疹禁忌の啓蒙情報が飛び交ったであろう江戸城の中で、静山は茶坊主からおもしろい話を聞いてきた。

坊主衆の利倉某《なにがし》話す。その僕《しもべ》年五十なるが、発熱して臥したり。一両日にして不起《たたず》。某見る、麻疹なり。因《よつ》て「汝《なんじ》麻疹なり。我薬を与へん。能《よ》く保養すべし」と云へば、答るに、「左《さ》にあらず。はや快」と云故、其まゝにして置たるに、仲間に語りたるを聞けば、「五十の歳になり麻疹と云も外聞あしゝ」と云たりしと。然《しか》るに其翌日は常《つねの》如常《ごとく》月代《さかやき》すり、髪結て出たり。且酒気もあるゆゑ、「如何にして早く快き」と問へば、

「はや全快せしまま入湯の後、まぐろの指身《さしみ》にて一盃傾け出候《いで》」と云たり。某もあきれはて、寘《すておき》たるが、夫《それ》より某が外行には日々駕籠舁《かき》行き、今に別条なしとぞ。

何と茶坊主が召し使っているこの下僕は、五十歳にもなって麻疹にかかるなど恥ずかしいことと、薬も飲まず、治ったらすぐに月代を剃って結髪し、酒を飲んで風呂に入り、刺身まで食べ、あまつさえ駕籠舁きという重労働をこなしても元気でいるという。常春院が聞けば仰天するような、禁忌破り尽くしの生活である。

静山は禁忌を否定するごとき右のエピソードを興味深く記すいっぽうで、まったく逆の、病み上がりに房事の禁忌を破り、翌朝再発して死亡した吉原の名妓の噂話も載せている。麻疹禁忌の中でも、風呂や月代、禁忌食物などについては半信半疑の静山も、こと房事については信憑《しんぴょう》性を感じている風である。

麻疹養生書の刊行

文化・文政期（一八〇四〜三〇）は書籍全体の出版量が増大し、養生書の数も増え、出版業界自体が大きく発展する時期である。市井《しせい》の人々もその麻疹流行の最中に種々刊行されるようになった。その麻疹の医療情報を、お金を出してまで積極的に求めるようになったのである。購入の背景として、医者にかからずに売薬で済ます場合も多かったので適切なアドバイスを書物に求めた、という事情のほか、医師に対する不信や、よりよい医療選択のための基礎知識を得ようとしたことなどが考えられよう。

たとえば養生書『麻疹必用』は、文政七年（一八二四）正月に刊行された。江戸での麻疹流行が文政六年十二月末であるから、流行開始から一ヵ月以内の迅速な刊行である。著者、葛飾蘆菴《かつしかろあん》（生没年未詳）については本書の中に、「多年養生の書を兼而《かねて》著述」してきたと紹介があって、麻疹養生書が一般的な養生書出版の流れの延長線上にあったことを示している。『麻疹必用』には麻疹年表、発疹の状態による麻疹の軽重の判断法、病因論、薬の選択法、良医の選び方、禁忌といった多彩な情報がまとめられている（図13）。それは無料の印施の情報をはるかに超えた詳細な情報であった。

年表の中で、享和三年（一八〇三）の流行について次のように振り返る。

癸《みずのと》亥《い》（享和三年）流行、安永五（年）ヨリ二十八年目也。自仲春至仲秋。此年の麻疹ハ、死亡危急の輩ハ先年よりハすくなけれども、麻疹後余毒甚敷《はなはだしく》、或ハ頭瘡、又ハ瘰癧《るいれき》等ヲ発シ、或ハ目に入、手足不叶《かなわず》、或は腰の廻りに悪瘡を発シ、又ハ生涯片輪者と成たる人々其数を知らず。既当時二十五六歳、三十歳比《ころ》の男女の盲人ハ、多分享和三年の麻毒つよき輩也。尤重きハ余毒すくなく、軽きハ却て余毒多し。由（油）断すべからず。又、病後毒断《どくだて》のゆるかせより発《おこ》る也。已来《いらい》麻疹あらバ禁物慎むべきこと也。麻疹食物よしあし並ニ前用心ハ、末に別に出之也。

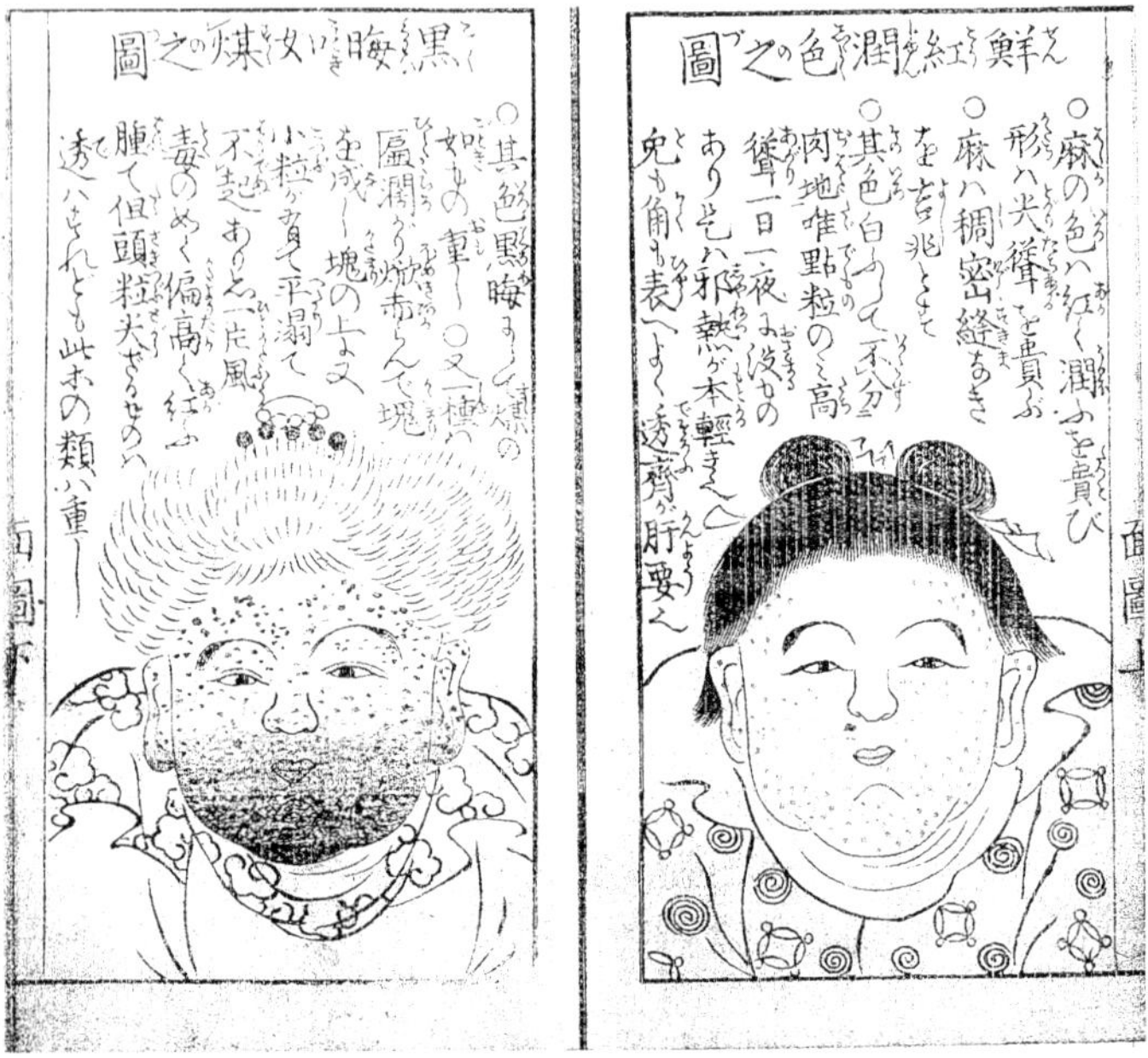

図13　『麻疹必用』（葛飾蘆庵著．文政７年刊．東北大学附属図書館所蔵）
右側は発疹が赤く潤んだようになる症例で治りやすく，左側は発疹が黒く煤のようになる症例で重症であると，症状の軽重の判断方法を説明する．

症状としては、ひどいできものや瘰癧（頸部のリンパ節の腫れ）、手足の麻痺《まひ》などが出て、身体障害が残ることもあった。現在二十五、六歳から三十歳くらいの視覚障がい者は、多くは享和三年の麻疹のせいだという。症状が軽いとかえって発疹などで麻毒を体の外へ排出できないため余毒が残るし、後養生のときに禁忌を守らなくても余毒は残るから、麻疹禁忌は大切であると強調している。

こういった言説の流布が、文政の麻疹が軽症であったにもかかわらず社会的混乱を大きくした理由だろう。人々は本来なら忘れ去ってしまうはずの二〇年以上も前の麻疹の恐ろしさを、書物を通じて積極的に学んだ。重症ならもちろん大ごと、たとえ軽症でも余毒が残るからやはり大ごと、流行前から準備しないと大ごと、治ってからも後養生に気をつけないと大ごと。麻疹はどんなに警戒してもし過ぎることのない疫病となった。

中国医書の権威

『麻疹必用』は後世派を中心とする近世医学で重視された有名な中国医書に基づきながら、一般の人にもわかりやすい事例をあげて、麻疹への対応法を説く。たとえば麻疹の病理を『医学入門』（李梴《りてん》、一五七五年刊）を引用して説明してから、享和の流行時に「余毒」の影響で盲人が増加したことを示し、「後養生」の重要性を強調する。一般向けの養生書でも、このような医学的な裏づけを示すことにより、説得力を持たせたのである。

麻疹流行の前から服用する予防薬として、緑豆・赤小豆・黒豆・甘草《かんぞう》を加えた煎じ薬を紹介するのだが、これは先にみた多紀元堅や中川常春院の印施、そして文久のはしか絵に載る「三豆湯」と同じである。オリジナルは『三因極一病証方論』（陳言、一一七四年成立）をはじめ、十六世紀から十七世紀にかけての『赤水元珠』や『証治準縄』といった中国医書に載る「三荳湯」に求めることができる。やはりいずれも日本近世医学が重視した中国医書である。

「食してよきもの」のリストの最後には、「若《も》し病人強《しい》て好む物あらバ、医師に問ふべし」とある。この記述から、患者からの、食べてもよいかどうかという質問に答えるためにも、医者は懸命に禁忌情報を集める必要があったことがうかがえる。患者が麻疹養生書を読んで情報を仕入れ、その上で医者に細かな質問をぶつける。それに答えるために医者は、より詳しく具体的な禁忌食物情報を医書に求めた。

加藤光男は、北武蔵野の蘭方医である小室家に、文久二年（一八六二）のはしか絵が残されていることを紹介するが、小室家がはしか絵を購入した理由を、禁忌と養生方法という実用情報に関心があったからだと指摘している（「文久二〈一八六二〉年の麻疹流行に伴う麻疹絵の出版とその位置づけ」）。医者も密かに一般向け禁忌情報に目を通していたのだろうか。

医者の選び方

『麻疹必用』はさらに、「はしかと見定めたるならバ、老医をたのミ服薬すべし」「年三十歳比《ころ》の医師ハ八歳・九歳の時にはしかを見たることなれバ、名家の子といへとも療治の仕方ハ習練なかるべし。六十七十の老医も麻《はし》ハ僅《か》に両度手かけたるなるべし。疱瘡とちがひ連年なき病ゆへ、ゆるかせにすべからず」「麻疹は疱瘡と違ひ、二十年或ハ三十年を隔て流行するゆゑに、中年の輩ハ医者も護調人《かいほうにん》も、ことなれざるゆゑに、手あても聢《しか》と治定したる人稀なり」と繰り返し、麻疹は流行間隔が長いので、名家出身の医師や老医師といえども治療経験は少なく油断はならない、と読者に注意を促す。やはりこうなると適切な療養をするためには、老人の経験則や身近な医者に頼るよりも、まずメディアによる麻疹情報を集めて、養生したり医者を吟味しなければならないと思っただろう。

麻疹関連出版物が執拗に麻疹年表を人々に示すのも、単に人々の好奇心に応えるというだけでなく、麻疹流行間隔の長さを強調することが、麻疹情報の市場価値を高めることに結びつくという計算もあってのことかと推測される。

なお、『麻疹必用』の巻末には「痘疹必用」が併せ綴られていて、疱瘡の流行にも対応できるようになっており、「痘瘡神を祭の式」や「酒湯の仕方」も載る。疱瘡に限定した酒湯の説明であることから、先にも述べたようにこの頃の庶民は、すでに麻疹酒湯をしないのが一般的であったことがわかる。

十返舎一九の麻疹養生書

この年、『東海道中膝栗毛《とうかいどうちゆうひざくりげ》』などの戯作《げさく》で有名な十返舎一九《じつぺんしやいつく》（一七六五～一八三一年）も、本名の重田貞一《しげたさだかつ》の名前で『麻疹養生伝《やしないぐさ》』という養生書を出した。『麻疹必用』同様、麻疹がはやり始めたばかりの文政七年（一八二四）正月刊行である。戯作者一九の著作ではあるが、麻疹の薬やまじない、禁忌を網羅するありきたりの麻疹養生書だ。麻疹薬方の項には升麻葛根湯、荊防敗毒散などの処方が載り、病後「息くさく口中臭気あるハ其余毒のこりたるなれバ、さやうの時ハはやく良医に治療を請べし。打すておかバ、病再発すべし」とある。本書が想定する読者層は、特に異変があったときには医者の世話になるが、基本的には売薬に頼るという庶民であったことがうかがえる。

また、麻疹療養中には「肥だちかかりて腹たつこと、かなしむこと、すべて気をつかふことあしく、只人と雑談をなし、草紙などよみて退屈せざるがよし」と、気楽な読書を勧める。最終ページには、一九による『西邦麻疹雑談《さいこくましんぞうだん》』と『右之通麻疹に寿福請取帳《みぎのとおりましんじゆふくうけとりちよう》』という、二冊の麻疹戯作の宣伝も載っている。一九は麻疹の流行のさなか、ここぞとばかり麻疹関連書を書き散らしたようだ。後者の宣伝文には「はしかのことをおもしろおかしく書つづりたるなれハ、麻疹の御見舞によき絵ざうしなり」とある。享和三年に刊行された『麻疹戯言』でもみたように、麻疹戯作は麻疹見舞いの品としても使われたのである。その点では疱瘡絵と同じ性格を持つ。疱瘡は病人のほとんどが幼児だったために、見舞い品は絵やおもちゃだったが、麻疹は大人の患者も多かったことから戯作類が使われたのだろう。

麻疹戯作のさまざま

笑われる麻疹神

十返舎一九が『麻疹養生伝《やしないぐさ》』で宣伝した、麻疹見舞いにお薦《すす》めの『右《み》之通《ぎのとおり》麻疹《ましん》に寿福請取帳《じゆふくうけとりちよう》』は、文政七年（一八二四）正月六日の江戸の町を舞台にした戯作である。序文には「麻疹する子供衆へお伽にも、とこじつけしハ、少しも差合禁物でなき咲《わら》ひの種本、御読《ろう》じて肥立給へ。それにて寿福請取帳と題することしかり」とある。鈴木俊幸は十八世紀後半から十九世紀初めにかけて一世を風靡した黄《き》表《びよう》紙《し》は、もともと幼児向けを建前とした粗末な草双紙を器にして、大人向けの笑いを盛り込み、その器と中身のギャップを面白がるという趣向を持つと説明する（『江戸の本づくし』）。本書もまた黄表紙同様に、絵本の形を取りつつ麻疹の子供へのお伽というのはあくまでもこじつけ、ストーリーは節分の鬼と麻疹神と風邪の神の三者が、美しい女房に横恋慕して争いをおこす、大人向けドタバタ喜劇である。

麻疹神はこの女房を自分のものにしようと、亭主と子供を麻疹で殺すことを企てるが、いかにがんばっても、節分のときの柊《ひいらぎ》の葉を七軒分集めて煎じて飲むというまじないのおかげで殺すことができない。挙げ句の果てに、麻疹から生還した亭主から、人の女房に不義をしかけたと因縁をつけられる始末。

なにしろ、つい今し方まで寝込んでいた病み上がりの亭主は、髪はぼさぼさ、髭ぼうぼう、熱でまだ顔は真っ赤。麻疹神の横恋慕に怒り狂って布団から起き上がり、仁王立ちになったその姿は、はしか絵に描かれる鍾馗《しょうき》そのものだ（図14）。震え上がる麻疹神。亭主から「間男の首代」として七両二分を請求される始末である。江戸の落語や講談では、間男の首を取る代わりに請求される金額は、七両二分と相場が決まっていた。だが、麻疹神は人間ではないのでお金の持ち合わせが一切なく、「間男の首代」を払えずに、代わりに女房の麻疹を軽くする約束をさせられる。

このストーリーは、疱瘡神や麻疹神を、鍾馗や源為朝《みなもとのためとも》などのヒーローがやっつけて降参させ、疱瘡や麻疹を軽くするという約束を取り付けた、という民間信仰のパロディである。十返舎一九の手にかかると麻疹神なぞは、ただの好色で金もない、野暮で非力な流行神に過ぎず、いささかも畏怖の対象とはなっていない。そしてこういった作品を喜ぶ江戸

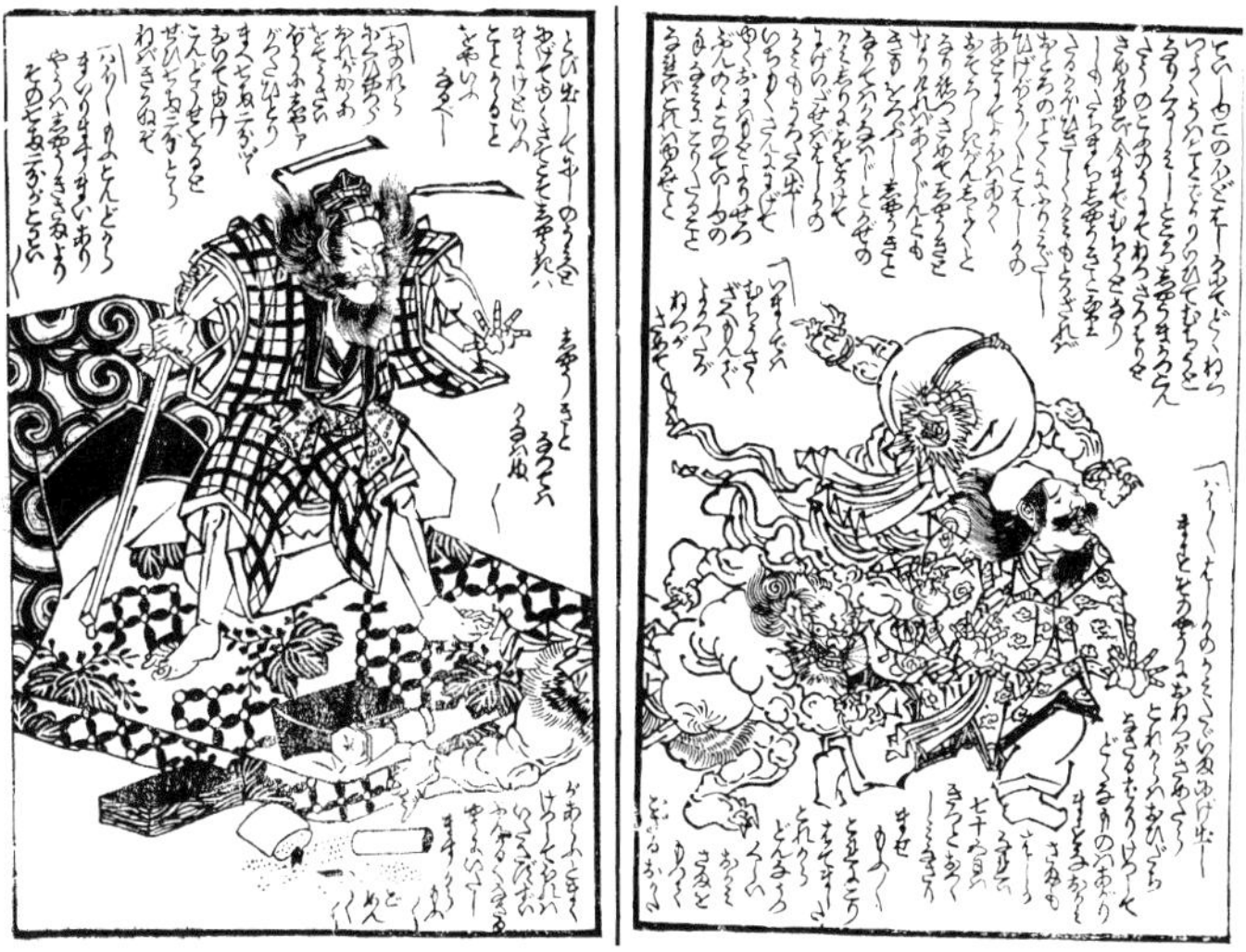

図14　『右之通麻疹に寿福請取帳』（十返舎一九著．文政７年刊．武田科学振興財団杏雨書屋所蔵）

布団から立ち上がった亭主の姿を見て，「熱が冷めて，しょうきとなってはかなはぬ」と，一目散に逃げ去る麻疹神・風邪の神・節分の鬼．「正気」と「鍾馗」をかけている．

の人々もまた、程度の差こそあれ、同様な意識を共有していたと考えてよいだろう。

　ラストシーンでは、亭主が麻疹で肌があれた美人の女房に向かって、「ミなみでんまてう（南伝馬町）のいなりしんミち（稲荷新道）のせんぢよかう（仙女香）をかつてかほにつけるがよい、そふするとじきにうつくしくなるから」とアドバイスする。当時有名だった白粉「美艶仙女香」の宣伝になっている。この頃、仙女香の販売元の坂本氏が絵双紙の改印を押す絵名主だったので、坂本氏への心証を良くするために、絵双紙や浮世絵に仙女香の宣伝となる台詞や絵を、作者や版元が自発的に入れた。本作もその一例と言えよう。

巻末広告には麻疹の食物禁忌情報を載せつつ、詳細は『麻疹養生伝』を買って読むように、とある。麻疹薬「葛柳湯《かつりゅうとう》」と「美艶仙女香」の広告も載る。

戯作者の手になるこういった麻疹関連の出版物が、麻疹流行の真っ最中に迅速に刊行されていく事情を、やはりこの年に刊行された滑稽本『麻疹御伽双紙《おとぎぞうし》』（著者未詳、文政七年〈一八二四〉刊）の、左の序文はよく示している。

迅速な出版「いつれ発兌急キ候事肝心」

廿七日出の御状、昨日飛来し拝見候処、御伽双紙の作致すべき旨承知。さて当春は無人にてもっとも多用、書物読み候暇もこれなく候えども見捨てがたく、其の夜、稿を越し、今日は要用故打ち捨て、漸く夜に入り引き円め、直に浄書致し遣し候。前に序文の趣向これあり候え共、先ず取り込み故、やはりこの状を序になさるが然るべく候。いつれ発兌急ぎ候事、肝心と存じ候。以上

二月二日夜　（花押影）

山田様

頼まれて御伽双紙の魁《さきがけ》は　野崎にあらぬ梅の急作

（読み下し筆者）

これによると、正月二十七日に版元が出した執筆依頼の書状が、二月一日に作者のもとへ到着する。作者は忙しかったがその夜すぐに下書きを仕上げ、二月二日夜に清書した。ところが序文まで書いている時間がない。そこでこの手紙を序文にするように、何はともあれ早急に刊行することが大切である、と作者は勧めている。そして作者の助言どおり、その手紙がそのまま序文として掲載されたわけである。この序文から、当時の出版業界には版元が市場を睨みながら戯作者に原稿を発注し、一週間ほどで出版できる体制ができあがっていたことがわかる。

そしてこんな趣向の序文を付すあたり、麻疹を商機とみて必死になる出版業界の裏話を読者が面白がることを、作者も版元も確信しているのだろう。

麻疹鬼と生薬軍の合戦

本書の構成は、冒頭に「麻疹によろしき食物」のリストが禁忌とともに載せられ、次に右の序文、そして本文は、武将の姿に擬人化して描かれた種々の生薬《きぐすり》が、「麻疹鬼《かみ》」を成敗するという単純な筋書きの作品である。

物語は、麻疹鬼たちが人間界に降りてくるところから始まる。迎え撃つ「薬種方」は次のような布陣体制である（図15）。

薬種方に八唐物《からのくすり》・和薬《わのくすり》一統か、はしかを防セがんと升《しょう》麻《ま》葛根《かっこん》を大将として、四方の入口に陣をとり、六枚屏風を楯につき、御医師方の供かんはん（看板）を幕とし、

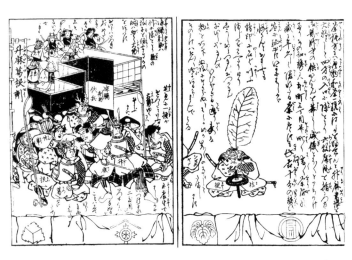

図15　『麻疹御伽双紙』（文政７年刊．武田科学振興財団杏雨書屋所蔵）

威儀とう〳〵（堂々）とまちうけたり。その加勢にハ、本町三丁目並《ならびに》町々諸々薬屋の蔵に年久しく隠れたる、薬《やく》にたたすも此節十分の勢ひ盛に馳出す。いかにはしかゞ悩さんとおもふとも、鶏卵に石で叶ふまじとぞ見へたりけり。しかし、おとつさん・おつかさん・おいしやさんのいひなさる通り、毒な物をあがらぬ様になさらぬと、はしかめがいろ〳〵の事ヲしてたまします。そのわけハ、たん〳〵次にあるから読んでミな。

本町三丁目という江戸の薬種街から馳せ付けた唐物（輸入薬種）・和薬（国産薬種）たちが、おきまりの麻疹薬である升麻葛根を大将に、麻疹鬼の攻撃を待ち構えている。

左端の「升麻葛根剤」と書かれた旗の下、升麻葛根湯の薬剤である升麻・葛根・甘草《かんぞう》・芍薬《しゃくやく》・桔梗《ききょう》と書かれた衣装を身につけた武将たちが居並ぶ。その後ろには「涼膈剤助伏兵」と書かれた屏風を隔てて、涼膈散の薬剤である甘草・大黄《だいおう》・黄芩《おうごん》・芒硝《ぼうしょう》・連翹《れんぎょう》・薄荷《はっか》・巵子《しし》が控える。右端の桔梗と書かれた武将が持つ大きな木の葉は、例の麦殿のまじない歌を書く多羅葉の葉である（一〇八頁図10参照）。

　両親や医者の言うことをよく聞いて毒断ちをしないと麻疹が悪化する、という子供向けの脅し文句は、先にも述べたように、必ずしも本書のような戯作が子供向けに書かれていることを意味しない。むしろ大人向けの本にこんな台詞が入るのが、おかしみを誘ったのだろう。

子供衆と禁忌

　『麻疹御伽双紙』には三人の病人が登場し、そのうちの一人は駄太吉という子供である。

　与太郎町に住ける町人の一人息子駄太吉とて、伊吾《いご》にはすこし生れまし、涎喰《よだれぐい》とハ兄弟分位の生れつきにて、七、八歳にも成りけれと、常に父母の仰《おおせ》も聞入れす、我儘《わがまま》なりけるを、麻疹勢これ幸と押込、何でも四文の煮つけ肴屋、胡麻揚、天麩羅《てんぷら》なとを鼻先へ持参り、いろ〱ねたり言をいわせ、おもふさまた丶（駄々）させて、仲間暫《しばら》く此処に逗留し、草臥《くたびれ》を休めんと思ひしに、薬種かた早く是を知て、もし此虚に乗て疲《やせ》多《た》疳《かん》之《の》丞《じよう》出て来らば大なる難義とならんとその手当厳重にして、甘き物また生にて冷たる物、腥《なまぐさ》き魚類等を禁し、手を尽して防きければ、これも難なく快気すといへ共、危かりける次第なり。今子供衆のねだり事をいふを駄太といふハ、此駄太吉より始まりけり。

駄太吉が我が儘であることに付けいって、麻疹鬼たちは彼に「何でも四文」という均一料金の安い煮売屋で、禁忌食物をたらふく食べさせようと企むが、薬種方にばれて失敗する。この「何でも四文」の店は、波銭《なみせん》（四文銭）を支払いの単位とする屋台店で、文化期の史料から登場する（原田信男『江戸の料理と食生活』）。江戸の庶民のお手軽なファストフード生活を象徴するような店である。当時は天麩羅も屋台で串刺しにされて、これも安価で売られていた。都会の子供たちはそういった店でおねだりをしたり、買い食いしていたわけであるから、麻疹禁忌は大人だけでなく、子供にも十分に教え込む必要があった。

話の筋としては享和三年（一八〇三）の『麻疹賀散退記《はしかがさんだいき》』と同工異曲であるが、擬人化された生薬と麻疹鬼の絵は、後の文久のはしか絵の趣向のさきがけと位置づけられる。そして本書の挿絵とまったく同じ構図のはしか絵が、後の文久二年（一八六二）に発行されている（図16）。文久二年のはしか絵は短期間に大量に発行されたのだが、このような過去の麻疹出版物からそっくりそのまま挿絵を拝借して濫造された作品もあったことを確認

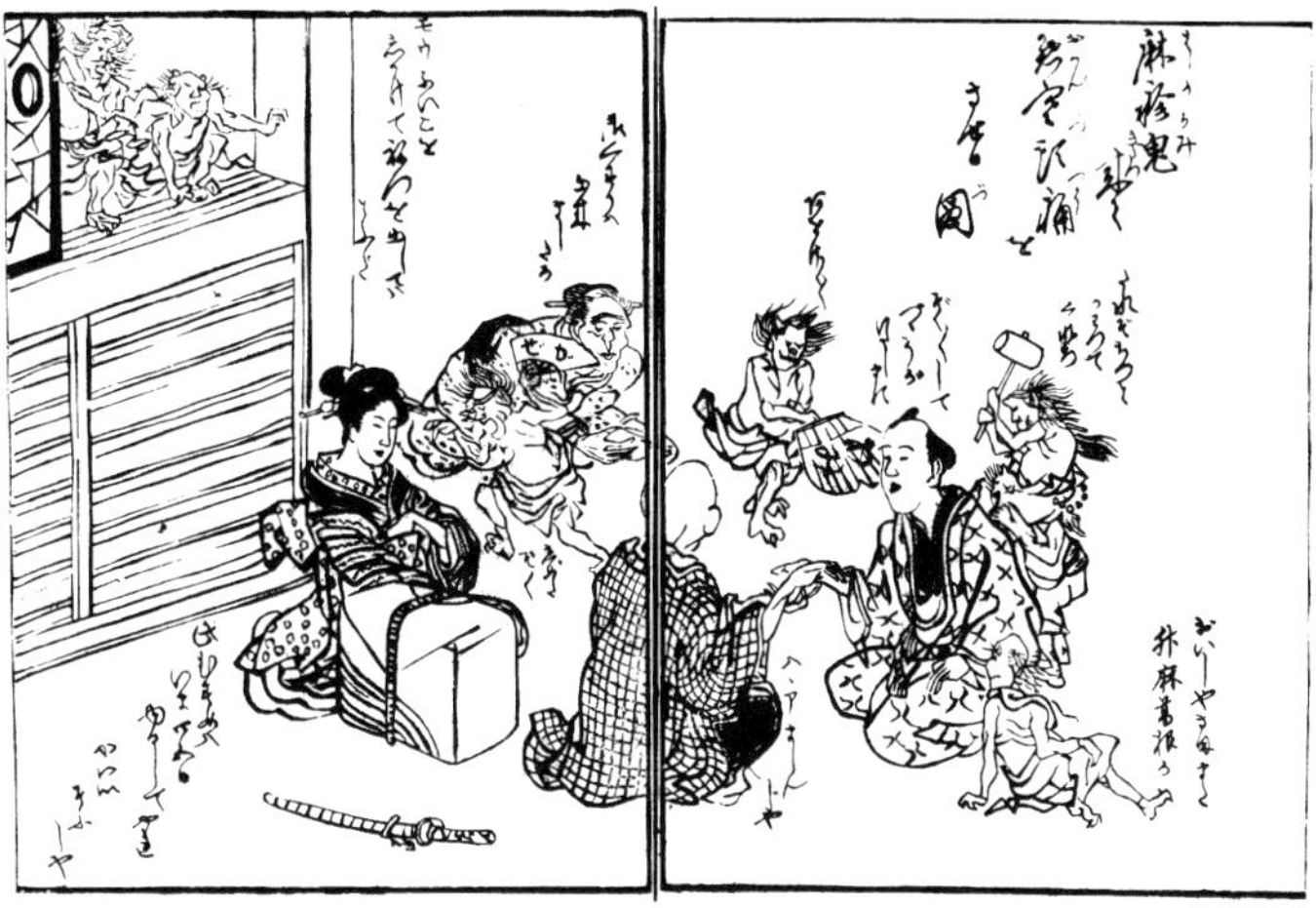

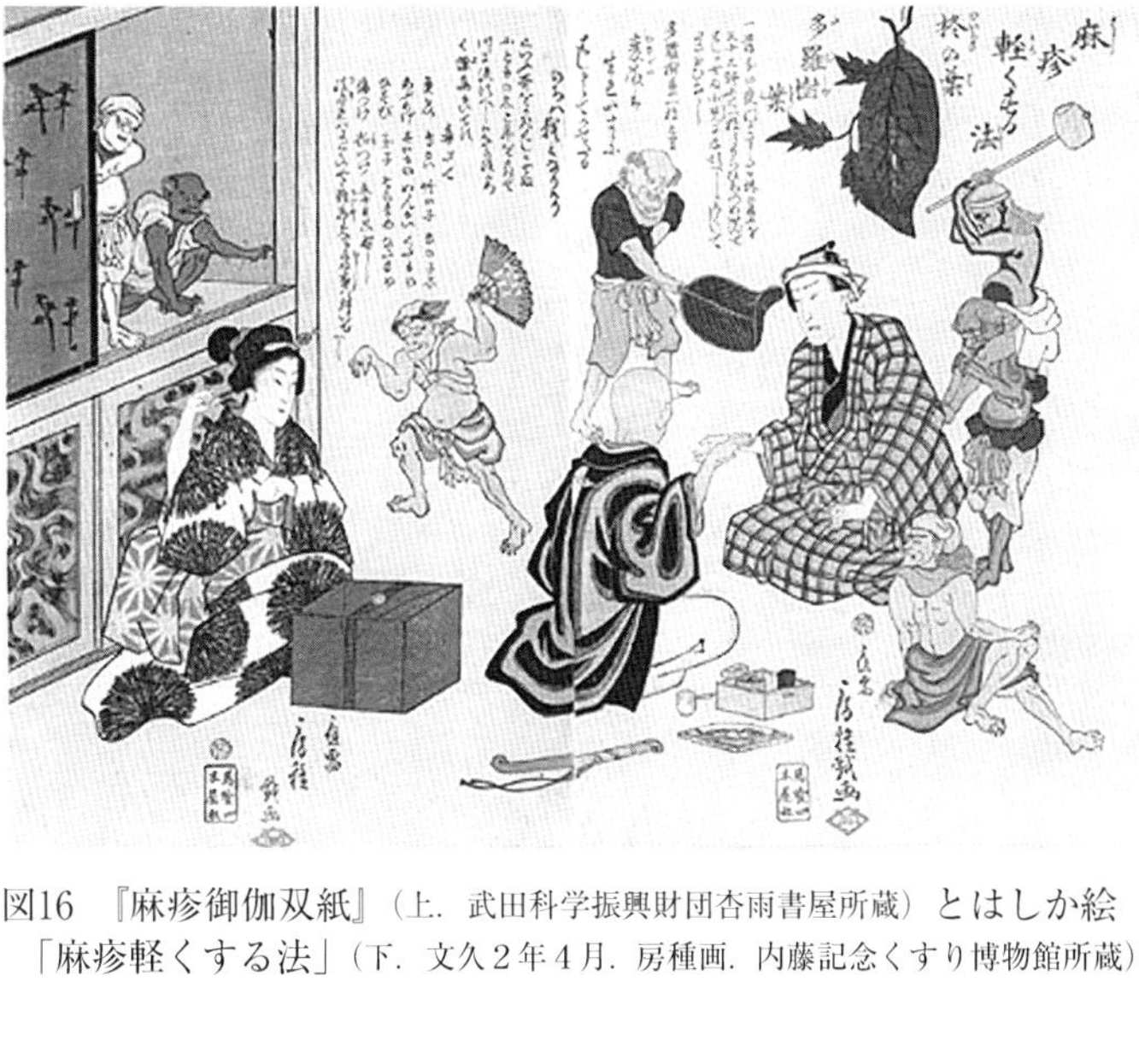

図16　『麻疹御伽双紙』（上．武田科学振興財団杏雨書屋所蔵）とはしか絵「麻疹軽くする法」（下．文久２年４月．房種画．内藤記念くすり博物館所蔵）

できる。

通人がみた麻疹

この年の麻疹戯作をもう一冊。戯作者である乍昔堂《さくせきどう》花守の著した、麻疹景気に浮かれる世間を痛快に揶揄する滑稽本《こっけいぼん》『麻疹譫語《せんご》』（文政七年春刊）である。著者乍昔堂についての詳細は未詳である。狂歌堂主人の序文によると、本書は先にみた享和三年（一八〇三）の式亭三馬著『麻疹戯言』に倣って著したとある。狂歌堂というのは鹿津部真顔《しかつべのまがお》（一七五三～一八二九年）の別名で、通称は北川嘉兵衛。四《よ》方歌垣《ものうたがき》とも名乗った狂歌師・戯作者である。

巻頭にはこのほか、蜀山人《しょくさんじん》（大田南畝《おおたなんぽ》、一七四九～一八二三年）による漢詩体の戯文が二点載る。蜀山人は文人・狂歌師として知られるが、本業は幕府勘定所の役人である。蜀山人の戯文の一点には、人気浮世絵師・渓斎英泉《けいさいえいせん》（一七九〇～一八四八年）の挿絵が入っている（図17）。

本書に関わっているのは、蜀山人をはじめとしていずれも当時、文化・風俗の先端をいく「通人《つうじん》」と呼ばれた面々である。通人達は自分たちの「会」と称するサロンに属した。鈴木俊幸によると、安永期（一七七二～八一）から、蜀山人などが中心となって行った狂歌の会の参加者は、洒落本《しゃれほん》や噺本《はなしぼん》などの戯作を手がける人々であった（『江戸の本づくし』）。狂歌の集まりは創作の趣向を開陳しあって練り上げていく場でもあり、有名な画工達も加

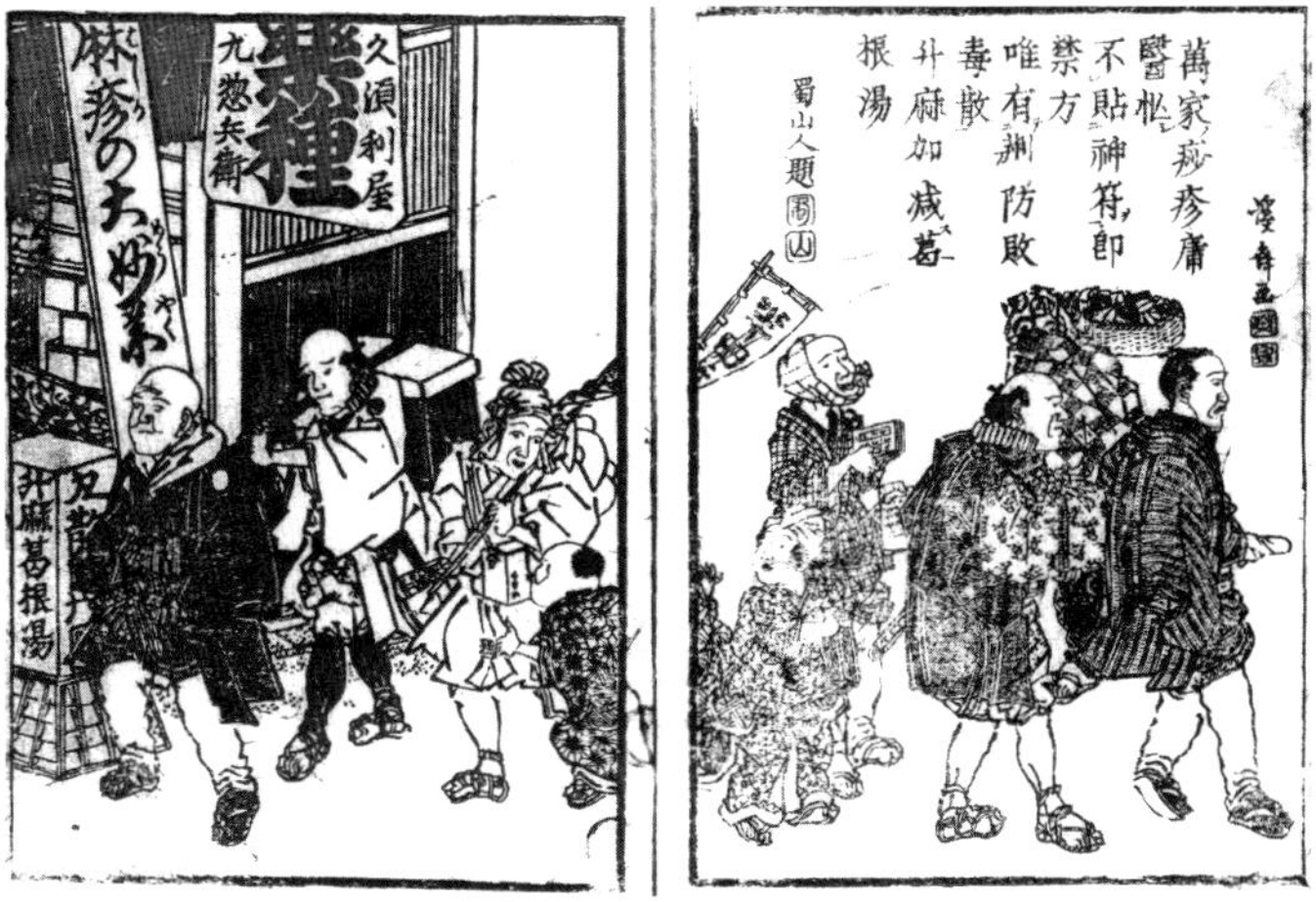

図17　『麻疹癚語』（文政７年刊．乍昔堂花守著．渓斉英泉画．京都大学附属図書館所蔵）

わって、戯作を生み出す重要な役割を担う会になっていったという。『麻疹癚語』の作者である乍昔堂もまた、このような人的ネットワークに属する通人の一人なのだろう。

英泉の描く麻疹風景

英泉の描く本書の挿絵は、江戸の麻疹風俗を凝縮している。まず、左側には「九惣兵衛《くそべえ》」というふざけた名前の薬屋の前に、「麻疹の大妙薬」という登り旗、おきまりの麻疹薬「升麻葛根湯」の行灯《あんどん》招牌《かんばん》が出されている。薬屋の前を歩く坊主頭の男は医者、後ろに続く男は薬箱を持った下男、中央左には半田稲荷《はんだいなり》の旗をかついだ願人坊主《がんにんぼうず》と、それに駆け寄る子供がいる。

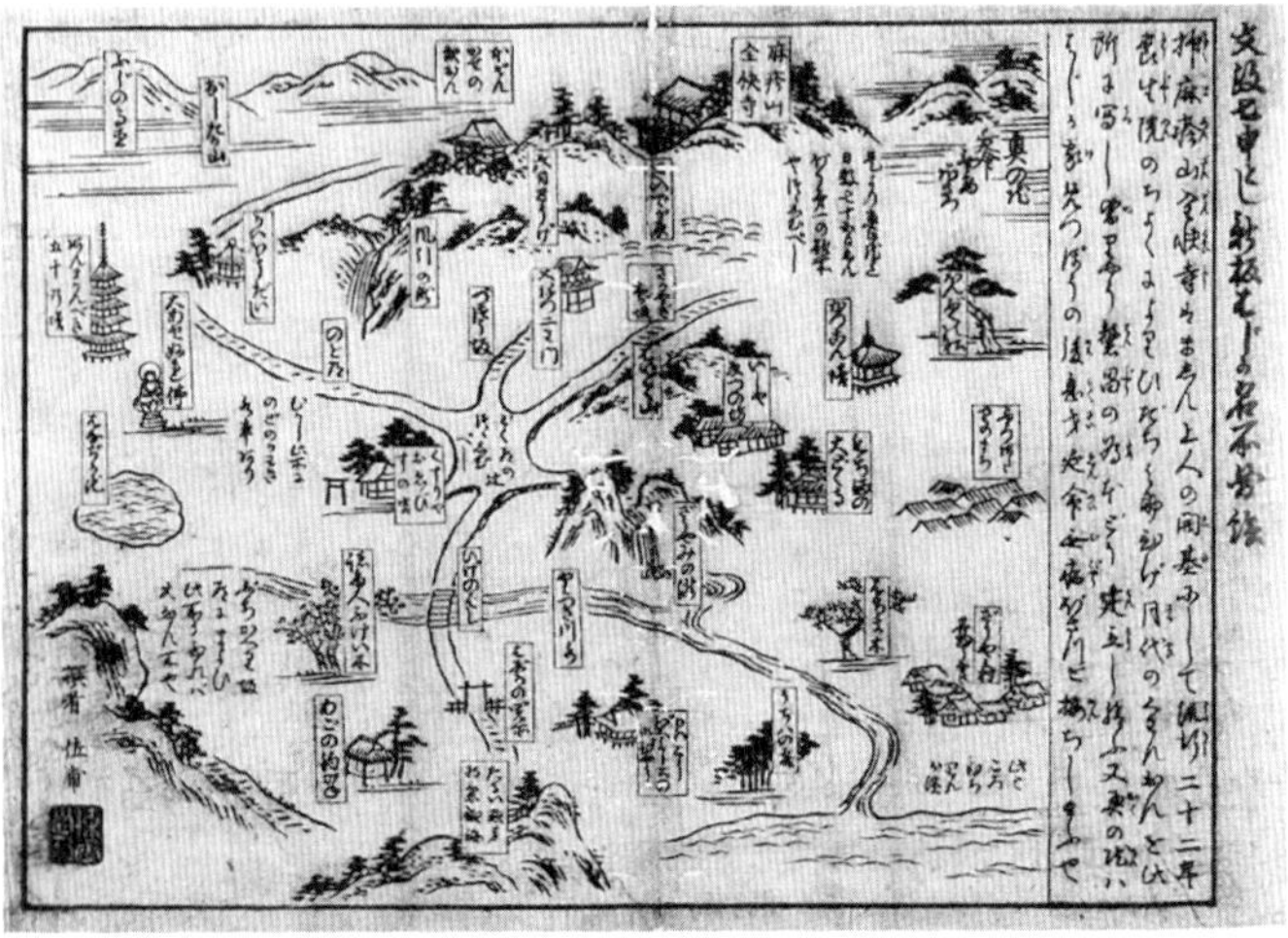

図18　「麻疹名所図会」（日本大学医学部図書館所蔵）

中央右の頬被りした男は、なにやら刷り物を売り歩いているが、当然麻疹関連の出版物だろう。文政の流行の際に売られた一枚物の刷り物としては、たとえば「麻疹名所図会」が現存する（図18）。いわゆる名所図会のパロディになっていて、「麻疹山全快寺」への道のりを示す絵図である。道中には「かっこん塔」（葛根湯）や「づっう（頭痛）坂」「諸商人ふけい木（不景気）」「くすりやおゑびすの宮」などの名所が描かれている。一色刷で文久のはしか絵のような華やかさはないが、麻疹の症状や世情を笑い飛ばす趣向はすでに同一である。

英泉の絵に戻って、右側の二人の人物は、先に行く総髪、すなわち当時の古方派の医者や儒者などがよく採用した、月代《さかやき》を剃らない髪型の男が医者で、後ろの男は薬箱を持った下男である。髪型から、右端が古方派、左端が後世派の医者であることがわかる。

続くページは四方歌垣つまり狂歌堂による、疱瘡と麻疹の御利益で知られた葛西の半田稲荷に関する戯文である。半田稲荷については、のちに改めて触れることとする。

「はしか銭」をめぐる世相

本文は、麻疹の流行によって一気に変わった江戸の町の様子を、次のようにおもしろおかしく描写してみせる。

御江戸の繁華の地方《とち》四里四方の其間、爰乃門《ここのかど》にもはしかの妙薬、かしこの裏にも麻疹の奇方と、筆太に見しらせたる間に、合《あい》招牌のおびたゞしさ。仁の術やら術ないやら、はしか銭をしてやらふと、人たらしの多羅葉に、麦どのゝ歌をそへて売あるく奴あれば、食物の能毒を施印にして配るもあり。（中略）軽いはしかハ医者をもたのまず、多くは荊防敗毒散・升麻葛根当分の買薬《かいぐすり》にて仕て取れば、寝る目を寝ずに熟読せし、麻疹精要も精がつきて、ハレ薬代もないとつぶやく医家《いしゃ》も多かるべし。既に訥子《とつし》去て梅幸秀《ばいこうひいで》、疱瘡ねいりて麻疹行ハる。殊《まこと》に禍福は七ころび八起、通り町の人形見世にうれぬ達磨は白眼にして、世上の人を恨しげににらみ、あるじは頬をふくらかして、恰《あたかも》張子の木菟《みみずく》の如く、又新道の炙鰻屋《うなぎや》は団扇の音も絶〴〵にて、餉《あさげ》の長火鉢も火の消たやうに淋しく、焼手のはちまき頭痛にかハり、鍋焼の泥亀《すっぽん》もこうらは又どうしたひまだと青息をつくばかり也。さるが中に脈の沈んだ生薬屋《きぐすりや》は忽《たちま》ち息を吹かへし、野巫《やぶ》にも功の物よろこび、沢庵老も玄伯殿も兼てかくやと思ひしまゝに、病家四方に多かれば、廻りかぬる事匙《さじ》の如く、俄に竹輿《かご》に尻をいたくす。忘れたり、其中に葭町《よしちょう》の色子《いろこ》達の、今度の麻疹に平気なるは、信濃守《しなののかみ》公行《きんつら》がひとりのがれしたぐひならで、享和の流行に相済たりとおぼしく、あどけない顔はすれど、おとしの程も推量され、衣紋《えもん》の紅《もみ》うら、何とやら、色気がさめてミゆる也。

麻疹が流行し始めると、江戸の町のそこらじゅうでにわかに麻疹の薬を売る店ができ始める。江戸時代の薬屋は免許制ではないから、誰でも薬屋になれた。多羅葉に麦殿のまじない歌を書いて売って歩く者もいた。乍昔堂は「多羅葉」と「人たらし」をひっかけて、これを「はしか銭」を儲けようという「人たらし」だとシニカルに眺める。いつものように禁忌食物を書いた印刷物を無料配布する者もあった。

庶民は症状が軽い場合、医者にもかからず売薬で済ませた。薬はおきまりの荊防敗毒散か升麻葛根湯である。だから麻疹の流行を迎えたものの、例の麻疹治療のマニュアル『麻疹精要』をにわか勉強して患者を待ち構えていた医者は、すっかり待ちくたびれてしまった。患者が来ないので、薬を仕入れるお金もないと嘆く。

ところが事態は急変する。疱瘡の流行が治まり、麻疹が本格的にはやり始めたのである。

人形屋に並べられた疱瘡の病児用のおもちゃである達磨は売れず、人形屋の主人は同じく疱瘡の病児用おもちゃである木菟の張り子のごときふくれっ面である。また、鰻屋もすっぽん屋も麻疹の禁忌食物だからはやらない。

そんな中で景気がいいのは薬屋と医者である。かねて待ち望んでいたときが来たのだ。医者は患者が四方にあふれているので、往診に廻りきれないほどだ。

また、蔭間茶屋の多い日本橋葭町の色子（歌舞伎若衆で男色を売る者）のうち、今年麻疹にかからない者は享和の流行以前の生まれ、若づくりだが二十歳過ぎだと知れる。

麻疹神の否定

『麻疹癚語』も、欽明天皇《きんめい》（五一〇～五七〇年）の時代から始まる麻疹流行史を載せる。ただし、ほかの本のように、麻疹が二〇年から三〇年ごとに周期的に巡ってきているということを示すために載せるのではない。むしろその逆で、長いスパンでみたときには、いかに適当な間隔ではやってきたかを示すためなのである。次のように、麻疹の流行周期は昔から実は二一、二年できっちりはやってきたわけではなく、いい加減なものなのだから、麻疹は神の仕業ではないと述べている。

扨《さて》、疱瘡に神あれば麻疹の神もあるものと、めつたにこわがる馬鹿律儀、かならず廿一二年に間違なく流行る事、これ正直なる神わざ也と思ひ込だる偏屈者、孫子の末までいひ伝へて、廿余年を指折て、恐れあへるが不便《ふびん》さに、かくわづらハしく年紀をしるし、愚人の惑ひをさとさんとす。まづ此病ひのはやりし事、久しき時は百年か二百年も間あり。又邪気の盛んなる折は、三年目にはやりたる事もあり。これを以ておす時は、決して神の為業《しわざ》に非《あら》ず。

あふれる疱瘡神

麻疹神と違い、疱瘡神を祭っている神社はそこらじゅうにあった。

疱瘡神ハ、これにかはりて眼前曹司《ぞうし》が谷《や》に鷺明神の幟《のぼり》をひらめかせ、下総に芋の神のお石をいだす。湯の尾峠の孫杓子《まごじやくし》、いもをすくふ霊験《れいげん》あれバ、さゝら三八《さんぱち》もお宿を申し、若狭小浜の六郎左衛門も神酒《みき》備へをもてなす。それさへ延喜式《えんぎしき》の神名帳に八名をはぶかれ、宇田川町の裏おもてを尋て見ても、藪芋屋といふ家名もミえず。

ここにあげられた「曹司が谷の鷺明神」とは、現在の東京都豊島区雑司ヶ谷《ぞうしがや》にある大鳥神社のことである。江戸時代は鷺明神といい、正徳二年（一七一二）に鬼子母神《きしぼじん》の境内に建立された。当時松江藩藩主松平公の嫡男が疱瘡にかかったとき、鷺明神に祈願して治癒したので、疱瘡の神として信仰を集めたとの伝承を持つ。もっとも、正徳二年当時の松江藩主は五代宣維《のぶすみ》で、当時十四歳である。その長男長孝が生まれたのは享保九年（一七二四）、嫡男宗衍《むねのぶ》が生まれたのは享保十四年のことなので、史実とは言い難い。ただここから疱瘡神信仰とは、江戸時代になって人々が疱瘡という小児病に注目するだけのゆとりができて以降、広がっていったものであることは確認してよいだろう。

次の、「下総の芋の神」というのは不明だが、疱瘡のことを芋とも呼ぶので、疱瘡神をさす。

「湯の尾峠の孫杓子」は、越前国（福井県）南条郡湯の尾峠の茶屋で売られた、疱瘡のお守りの杓子である。疱瘡絵の中に、「もて遊ぶ犬や達磨に荷も軽く湯の尾峠を楽に越えけり」と書かれたものもあり、全国的に有名であった。

「さゝら三八」は疫病や疱瘡除けに、板や紙に書いて門口に貼った呪符の文句である。「若狭小浜の六郎左衛門」とは、長徳三年（九九七）に五人の疱瘡神が若狭国小浜（現福井県小浜《おばま》市）の紺屋六郎左衛門宛に、疱瘡を軽くさせることを誓ったとされる「謝りの証文」である。疱瘡が流行するとこれを呪符として門口へ貼った。

江戸でかくも疱瘡神やその呪符が身近な存在であったのは、大都市江戸では疱瘡が毎年のように流行したからである。先にみた橋本伯寿の『国字断毒論』によると、疱瘡は麻疹と違って都会では毎年、田舎でも数年おきにはやった。疱瘡神は恒常的に信仰を集めることができたのである。

しかしながら、こんなに大勢いる疱瘡神ですらも、『延喜式』の「神名帳」には載らない。「神名帳」とは、延長五年（九二七）に完成した『延喜式』九・一〇巻のことで、官社二八六一社が国別に記載される。ここに載る神社は「式内社」と呼ばれ、「神名帳」に載っていることが、「由緒正しき神々」である証、ということだろう。乍昔堂は、疱瘡神も実は神としてはいい加減なものであると言っているわけだ。

ちなみに疱瘡神が新たに勧進《かんじん》された事例を、駿河国駿東郡小田原領山之尻村（現静岡県御殿場市）の滝口家当主によって書かれた「名主日記」にみることができる。山の尻村では天保二年（一八三一）暮れから疱瘡が流行し、翌三年正月、滝口家の息子・仁三郎も罹患する。滝口家では、前々から仁三郎の疱瘡が心配で、疱瘡が無事にすめば疱瘡神を勧進すると願掛けしてあった。そこで、仁三郎の疱瘡がつつがなくすんだお礼として、村内の天神社境内に同年二月二十四日、疱瘡神の宮を建立し、祭礼を正月七日と定めた。この祭礼は僧侶が行っている。二十五日は村の五穀祭の日だったので、村方一同がこの日疱瘡神にも参詣した。疱瘡神の勧進とは、こうして個人でも行われる場合もあって、巷《ちまた》に疱瘡神を祭る社が増えていくのは何ら不思議ではない。

半田稲荷の「鈴振り」

ところが近頃、半田稲荷が麻疹除けで脚光を浴びるようになった。

やう〳〵近年半田稲荷の鈴振りが、疱瘡も軽い、麻疹もかるいとひと口にうたひ出して、どうやら痘神《いもがみ》の居候のやうにはきこゆれど、まだ赤の飯にもありつかず、醴《あまざけ》もふるまハれず、木菟《みみずく》・達磨の御伽もミえねバ、さらに神とはい

ひがたし。もし神が在物《あるもの》ならバ、厩《うまや》の隅にたらひ（盥）をかぶりしやかんで居ずとも
　爰《ここ》へ出て、一問答いたされよ。

「近年」になって半田稲荷の「鈴振り」が、「疱瘡も軽い、麻疹もかるい」と歌い始めたと『麻疹癚語』は記す。「鈴振り」とは、鈴を片手に江戸の街を歩いた半田稲荷の願人坊主を指す。それが、疱瘡と麻疹の治癒祈願で人気を集めたのである。ただし作者乍昔堂に言わせれば、麻疹神はまだ疱瘡神の居候のような扱いで、疱瘡神には赤飯や甘酒を供える習慣があるが、麻疹神は新しくてそんなお供えもなく、疱瘡のときのように木菟やダルマの張り子を病児のおもちゃとして与えるという習慣もなかった。麻疹神は疱瘡神に比べて民間信仰の世界では新参者で、待遇もいいとは言えない。

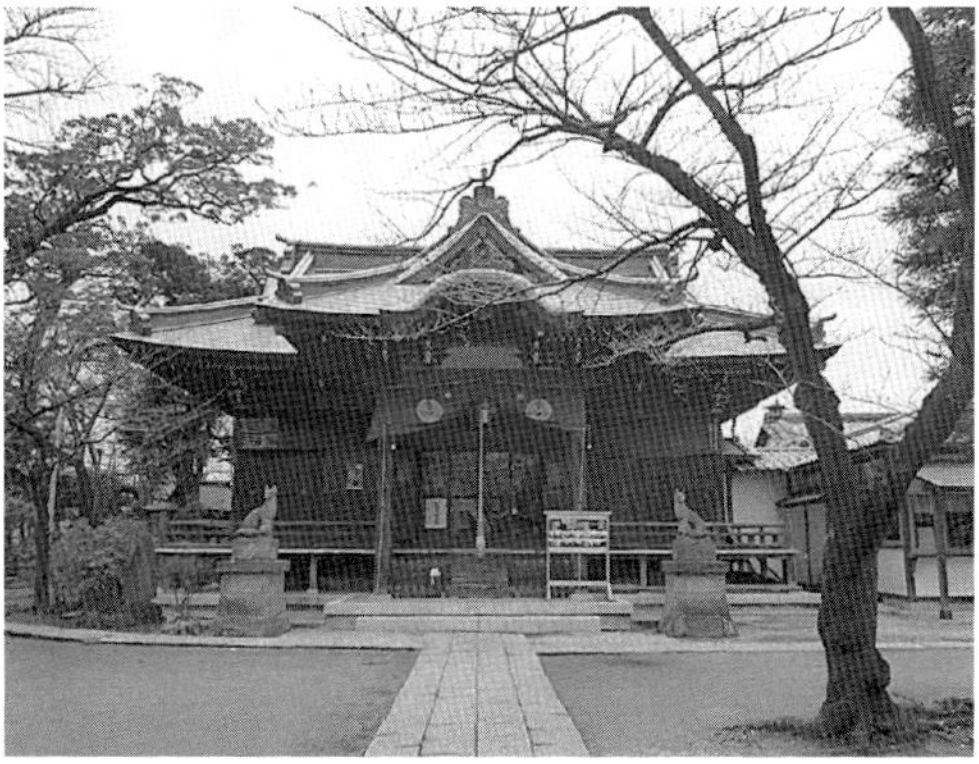

図19　半田稲荷

半田稲荷は、現在も東京都葛飾区東金町にある（図19）。文政期に完成した『新編武蔵風土記稿』や『葛西志』によると、享保年間（一七一六〜三五）か

ら人々の信仰を集めるようになったとされている。しかしながら文化・文政期（一八〇四～三〇）に書かれた津田十方庵敬順著『十方庵遊歴雑記』は、「近年」になってから「願忍」（願人坊主）が「疱瘡も軽し」などと言ってお札を売り歩いているが、場所が辺鄙だったため実際に現地に参詣する人は少ないと記す。半田稲荷流行の実態は、願人坊主の代参祈願が主流だったのである。

江戸の町の願人坊主

吉田伸之の研究によると、江戸の願人坊主とは、京都の鞍馬寺《くらまでら》大蔵院・円光院の二院を本寺とする二派を形成し、それぞれ本寺によって任じられた触頭役や組頭によって集団を形成する乞食坊主である（『成熟する江戸』）。その人数は文久二年（一八六二）の史料では、組頭以下の役人数が約一〇〇人、その下に下願人と呼ばれる平願人が五～六〇〇人もいた。住居は橋本町をはじめとするいくつかの地域の町家《まちや》の裏店《うらだな》にあった。彼らの職分はさまざまな名目でお札を配って布施を得たり、占いや代僧、代参、勧進などである（一一四頁図12参照）。

喜田川守貞《きたがわもりさだ》の著した随筆『守貞謾稿《もりさだまんこう》』は、江戸後期の江戸・上方の風俗を記す史料としてよく知られている。天保八年（一八三七）から書き始め、約三〇年間かけて全三五巻をなした。本書の「雑業」の巻に「願人坊主」が載る。願人坊主のなりわいは「戯謔《ぎぎゃく》を専らとして、その所為種々あり」とする中に、「住吉踊り」などとともに「半田行人《はんだぎょうにん》」もあげられている。それは次のようなものであった。

半田行人　天保中、初めてこれを行ひ、今は廃せり。その扮、京坂の金比羅《こんぴら》行人と同じくして、白を紅に換ふるのみ。諸服必ず紅綿。手に紅綿の幟に半田稲荷大明神と筆せるを携へ、右手にれい（鈴）をふり、痘瘡麻疹の軽を祈るに矯《まげ》て、専ら諧謔踊躍す。

半田稲荷の願人坊主は、疱瘡のときの魔除けの色である赤い着物を着、鈴と赤い幡《ばん》を持って「疱瘡も軽い、麻疹もかるい」と言いながら、おもしろおかしく踊って門付《かどづ》けした。

喜田川守貞は半田稲荷の願人坊主の始まりについて、天保年中（一八三〇〜四四）に初めて登場したと記しているが、鈴木明子の研究によると、寛政末年（一八〇〇）頃のことであるという（「半田稲荷社の略縁起と願人坊主」）。鈴木明子は、半田稲荷の御利益は本来は多岐にわたっていたのが、願人坊主の宣伝によって疱瘡・麻疹に霊験のある神に特化していったと述べている。

となると、彼らが登場した寛政末年頃に麻疹は流行していないが、そろそろ次の麻疹流行を予測して、数年おきにはやる疱瘡の祈願に、麻疹祈願も加えたのだろうか。確かに享和三年（一八〇三）の麻疹流行は目前だった。

先にみた、享和三年に書かれた式亭三馬の『麻疹戯言』に、「祈禱の法印は呪術《まじない》の守護《まもり》を出せば、五社《いなり》の廟官《かんぬし》劣らじと護符を施す」と書かれていた。この「五社《いなり》」というのは半田稲荷を指すのかもしれない。

踊る願人坊主

文化十年（一八一三）三月、中村座で三世坂東《ばんどう》三津五郎《みつごろう》の十二変《へん》化《げ》「四季詠寄三大字《しきのながめよせてみつだい》」が舞われた。十二ヵ月十二の舞で構成され、二月は長唄「半田稲荷」（初代杵屋勝五郎作曲・寿阿弥作詞）である（図20）。

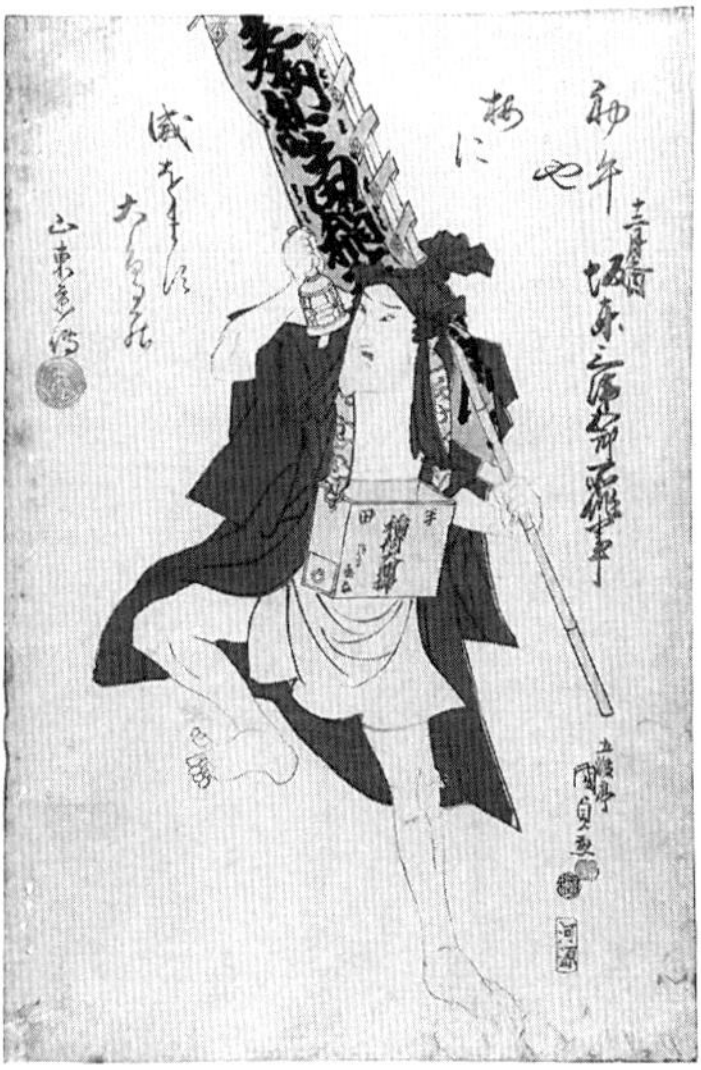

図20　「十二月之内　坂東三津五郎所作事」（国貞画．早稲田大学演劇博物館所蔵）

左のような歌詞で始まる。

　ひよつくりひよひよ、ひよつくりひよつくりひよつくりひよつくりひよ、ひよつと出でたる修行者の、辰巳上《あが》りの一調子《いっちょうし》、疱瘡《ほうそ》も軽い、麻疹もかるい、祈るは葛西金町の半田稲荷の幟竿、意気地に立てる三囲《みめぐり》や

踊り手の出で立ちは、真っ赤な衣装に首から箱を下げ、赤い括り猿を紐で背負い、「半田稲荷大明神」と書いた旗竿を左肩に、右手に鈴を持つ。足拍子もおかしく踊ってみせるのは、願人坊主の所作のまねごとである。歌舞伎舞踊にまで取り入れられたのは、願人坊

主の勧進の姿が人々の暮らしの中に、一つの風物として根付いていたからであろう。

長唄舞踊「半田稲荷」は現在も坂東三津五郎家に継承され、時々舞台にもかかっている。

闘う願人坊主

半田稲荷の願人坊主は、文久二年（一八六二）の麻疹流行のときにも、はしか絵に描かれた。一枚は、飼《か》い葉《ば》桶や房楊枝のキャラクターと一緒に、願人坊主も赤い衣装に白い頭巾の出で立ち、手には赤い幟を持って、麻疹神を足で踏

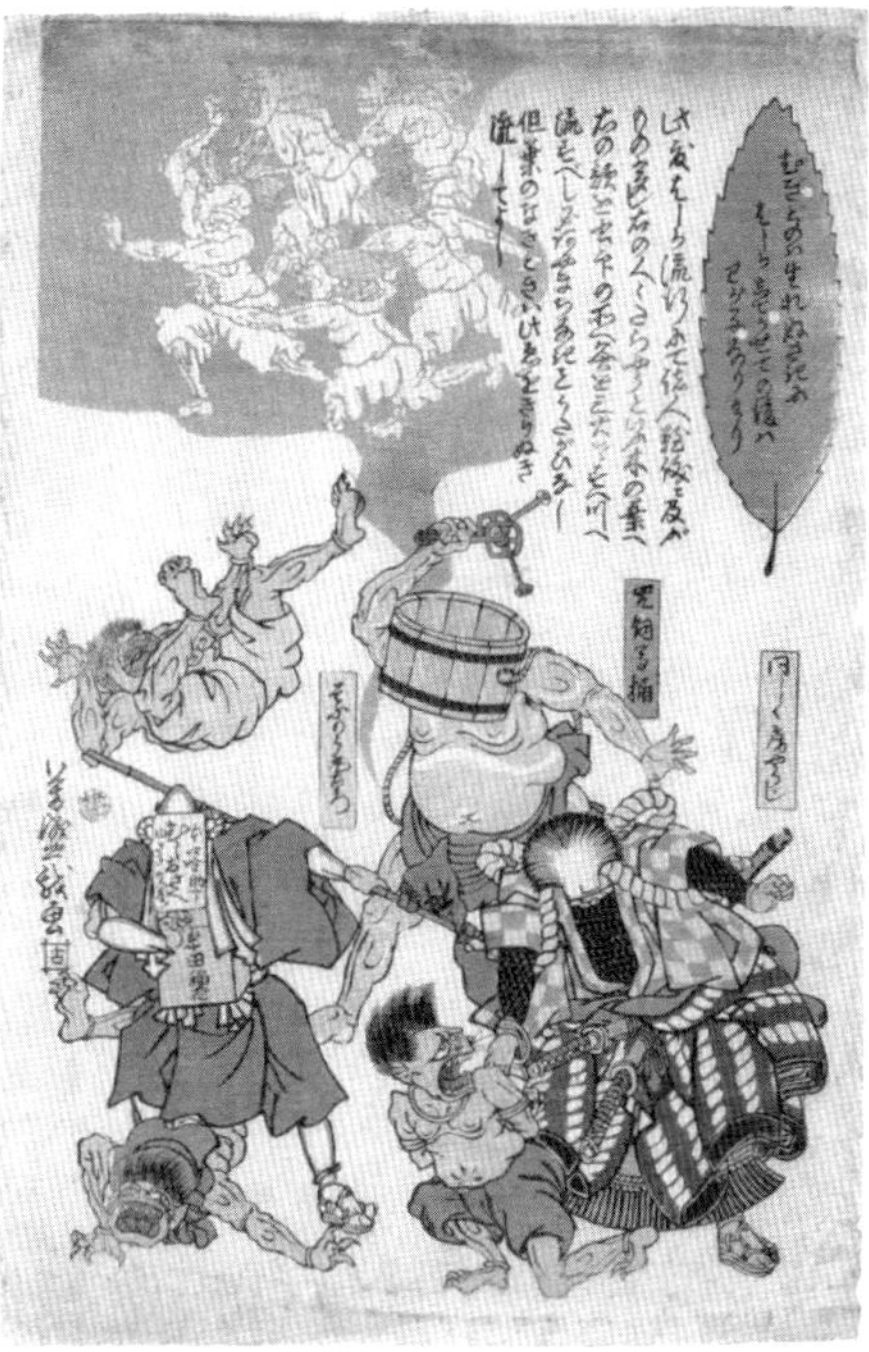

図21　はしか絵「むぎどのは生まれぬ先にはしかしてかせたる後はわが子なりけり」（文久２年４月．芳盛画．内藤記念くすり博物館所蔵）

左が願人坊主で，中央は飼い葉桶，右は房楊枝のキャラクター．房楊子は江戸時代の歯ブラシだが，柳の枝の先端を細かく裂いて作られる．麻疹の生薬西河柳（実はギョリュウ科の木）との関連からくるまじないか（97頁図７参照）．

みつけている（図21）。ただし、顔が薬袋であるのは、彼は半田稲荷の願人坊主の体を借りた、「蒼龍丸」という「むしおさへ」薬のキャラクターだからである。中川五郎左衛門撰『江戸買物独案内《ひとりあんない》』（文政七年〈一八二四〉序）の薬屋の項には、江戸の本郷金助町にあった山崎文蔵という薬屋の「小児薬王　むしおさへ　蒼龍丸」が掲載されている。小児の万能薬ともいうべき虫おさえの薬（疳《かん》の虫の薬）が、小児守護のシンボルとして描かれたのだろう。

「はしかの養生」というタイトルのはしか絵では、半田稲荷の願人坊主の姿をした「ほうそう神」が、「はしかの神」と相撲を取っている。行司は薬匙《やくじ》を手にした医者「熊胆斎角院」である。文面は、麻疹と疱瘡を同じような病気だと思っている人が多いが、病気の性格が異なるため、養生法も違うと注意を促し、麻疹のときに食べてよい食べ物リストを載せる。いずれのはしか絵も、江戸の人々の意識の中には、麻疹・疱瘡と言えば半田稲荷とその願人坊主が思い浮かぶほどに定着していたことを物語っている。

平成の願人坊主

さて、半田稲荷の願人坊主はそれこそ〝近年〟、平成に入ってから復興されて、半田稲荷の例大祭（四月）のときに見ることができる（図22）。勧進行為は明治四年（一八七一）の勧進禁止令によって禁止されたので、おそらくこの頃から願人坊主も姿を消す。したがって、半田稲荷の願人坊主の継承者はもちろん現存しないし、実際にその姿を見た人も生存するわけではないので、江戸時代の史料や現在の舞踊を参考に復元されたものである。赤木綿の法被《はっぴ》に頭巾・頭陀《ずだ》袋を身につけ、手には赤地に白で「半田稲荷神社」と染め抜かれた幟を持ち、祭礼の御輿の先頭に立つ。御輿巡行の定例化に伴い、この地域らしい祭りを作りたいと願う氏子の方々によって考えられた趣向であるという。

現在の半田稲荷社務所では、「願人坊主」の絵馬も授与するようになった。願人坊主が褌《ふんどし》まで赤色の赤ずくめの装いで、「奉納半田稲荷」と赤地に黒で書かれた幟を手に、「稲荷明神」と上書きした白い箱を首から提げて跳ね踊る。この絵は先に載せた図20の三代目坂東三津五郎の絵姿を踏襲している。

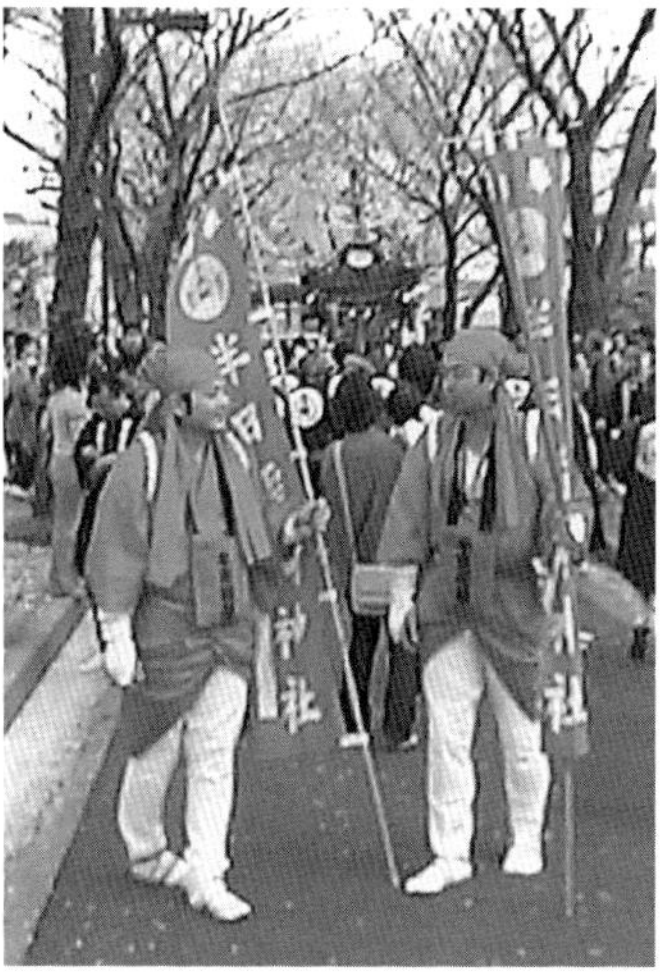

図22　復興された現在の願人坊主
（半田稲荷初午の祭礼にて）

絵馬の隣には、白地に黒で刷った「麻疹除災御守」と、白地に朱で刷った「疱瘡御守」も並べられている。一九七九年、WHO（世界保健機関）の天然痘（疱瘡）根絶宣言が出された現在は、宮司にうかがったところによると「疱瘡御守」の授与の希望者はいないそうだ。

半田稲荷の近所の和菓子店では、願人坊主の復活に伴い、包み紙に絵馬と同じ願人坊主の姿が印刷された、その名も「願人坊主」というまんじゅうも販売されるようになった。現代の願人坊主は、地域コミュニティの中でよみがえったのである。

文久麻疹クライシス

江戸の町の混乱

天保七年の流行 ―「小児ばかりにて」

次の流行は通常よりやや間隔が短く、一二年後の天保七年（一八三六）にやってきた。そのせいもあってか、このときの麻疹は子供の患者が多く、軽症であった。『武江年表《ぶこうねんぴょう》』は「七月、麻疹流行」と記すのみでそっけない。医師下条治徳の『麻疹流行年紀』（慶応三年〈一八六七〉序）は、このときの治療経験を「小児ばかりにて至って軽症」と記す。

今回の流行では、すでに幕府医官として働き始めていた多紀元堅《たきもとかた》も、その『時還読我書《じかんどくがしょ》』の中で、この年の江戸の麻疹が軽かったことを回顧する。それによると、六、七月頃より流行したが、前回の文政の流行に比べるとかなり軽症で、薬を必要としない者もいた。ただ、翌天保八年正月まで、だらだらと長期にわたって散発的に患者が発生したという。

麻疹とは違うのではないか、との疑問も呈されていたが、元堅は前回の流行で麻疹にかかった者は発病しないので、確かに麻疹であると断言する。

文政の流行は軽症とはいえ、たくさんの大人の患者が出て余毒対策にやっきとなり、禁忌に関わる諸商売の不況も起こった。ところが今回は、流行期間中の麻疹関係書籍出版は確認できない。社会的・経済的混乱があったという記録や、麻疹に関連した町触《まちぶれ》も残っていない。子供の患者が中心で、床屋・遊郭・芝居小屋・蕎麦屋・煮売屋などといった、いつもは麻疹不況に泣く諸商売に影響がなかったせいだろうか。子供相手では戯作をはじめとする麻疹出版物も売りようがない。また、天保三年から東北地方を中心に「天保の飢饉」が続く不安定な時代であったために、軽症の小児感染症は注目されなかったのかもしれない。

そんな中、江戸城では将軍徳川家斉《いえなり》の嗣子家慶《いえよし》（一七九三〜一八五三年）の麻疹が発表された。家慶はこのときすでに四十三歳。隔離体制の施かれた江戸城で、享和三年（一八〇三）、文政六年（一八二三）の二回の麻疹流行を逃れてきたことになる。

『徳川実紀《とくがわじつき》』では十月二十二日の条に家慶が麻疹にかかったとの記事があり、十一月四日に酒湯《ささゆ》、病後初めて将軍家斉のいる本丸へ登城するのは、十二月十四日である。重症だったのか、発疹が出てから酒湯まで二週間かかり、さらに登城までは四〇日もかかった。

天保の麻疹が短い間隔でやってきた軽い麻疹であったのに対して、次の文久二年（一八六二）の麻疹は、二六年もの空白ののちに襲来し、多くの患者、特に劇症の成人患者を生んだようだ。

文久二年の流行—「こたびは殊に劇して」

文久二年（一八六二）の流行は、江戸では夏から始まった。このときの江戸の町の膨大な死者数の記録については、すでに本書のプロローグで確認したとおりである。『藤岡屋日記《ふじおかやにっき》』は文久二年六月から八月の麻疹による江戸市中の死亡者数を、一万四二一〇人と記していた。

『徳川実紀』をみると六月十六日の触で、未感染の一四代将軍家茂《いえもち》（一八四六〜六六年）の御座所へ麻疹病人や看病人の出入りを制限したにもかかわらず、家茂と御台所である和宮《かずのみや》（一八四六〜七七年）も罹患《りかん》してしまった。

流行による社会的混乱が大きかったせいか、『武江年表』の記述もほかの年の流行と比べて、次のように格段に詳細だ。

流行の始まりは、長崎の出島《でじま》に二月に停泊した西洋船だった。ここから麻疹は京・大坂へ伝わり、江戸へは小石川のある寺の僧が中国地方から帰ってくるときに感染して伝えたと噂された。江戸時代の人々は、感染症の多くが長崎の出島を介して外国からもたらされ、流行は街道を伝って桜前線のごとく北上していくことを経験的に認識していたのである。

医学書や養生書、または しか絵にも、麻疹は欽明《きんめい》天皇十三年（五五二）に異国から伝来した輸入感染症として説明されている。医学理論上の「天行時疫」という考え方より、経験知とも言うべき、人を介する伝染という考え方のほうが実感されていたことがうかがえる。

今回の麻疹の症状は過去の流行に比べてたいへん重く、「文政天保の度にかはり、こたびは殊に劇して、良医も猥《みだり》に薬餌を施す事あたはず」と、医者がまさに匙を投げるようなありさまである。死者も多かった。

七月より別《わ》けて盛にして、命を失ふ者幾千人なりや量るべからず。三昧の寺院、去る午年《うま》暴瀉《ぼうしゃ》病流行の時に倍して、公験《きって》を以て日を約し、荼毘《だび》の烟《けむり》とはなしぬ。故に寺院は葬式を行ふにいとまなく、日本橋上には一日棺の渡る事二百に曁《およべ》る日もありしとぞ。

多くの死者が出て、それは「去る午年」安政五年（一八五八）の「暴瀉病」、すなわちコレラ流行のときの倍ほどであった。火葬もすぐにはしてもらえず、予約を入れて順番待ちである。日本橋は、日によっては一日二〇〇にものぼる数の棺桶が渡ったという。この年の麻疹流行の末期には、コレラの流行も重ねて起こっている（コレラについては後に述べる）。そのことが、死者数をいっそう増加させた。麻疹流行は閏八月まで続いた。

今回の流行でも「麻疹の後、食養生懈《おこた》りて再感せるもありしとか」と後養生の重要性が言われ、不況に陥った職種についても「銭湯、風呂屋、髪頭舗《かみゆいどこ》、更に客なし。花街《いろまち》の娼妓各煩ひて来客を迎へざる家多かりし」と、従来どおりである。

麻疹に起因した諸物価高騰に対しては、有徳《うとく》の人々による施行だけではなく、七月上旬から町会所の倉稟《そうりん》を開いて貧民へ配ることも行われた。

町々では、次のように神を鎮めるための山車《だし》や踊り、練り物、臨時祭が盛大に行われる。

八月の半ばより、町々木戸に斎竹《いみたけ》を立て、軒に奉燈の挑灯《ちようちん》を釣り、鎮守神輿獅子頭《みこししししがしら》をわたし、神楽所をしつらへて神をいさめ、この禍を攘《はら》ふといへり。後には次第に長じて大なる車楽《だし》を曳渡し、伎踊邌物《おどりねりもの》を催して街頭をわたす。此の風俗一般になり、又諸所の神社にも臨時の祭執行せしもこれあり。

同様の事態は京都でも展開していた。京都の町触によると、夜分神燈を持ち歩き、多人数付添って屋台を引き、鉦太鼓《かねたいこ》・三味線のお囃子《はやし》付きで、「異形《いぎよう》の体《てい》」で歩行したとある。これについては「風儀」に関わるので「大業」、すなわち大がかりな行列は禁止された。

貧民救済の現実

江戸の町の混乱を裏づけるように、麻疹に関する江戸町触が頻繁に出されている。七月以降、家持《いえもち》町人たちによる麻疹薬・米・銭などの施行を褒賞する町触が重ねて出され、高騰する麻疹によいとされた食品と薬種の値段の引き下げも命じられた。

また、享和時のように幕府による貧民救済も行われた。江戸町触によると、江戸の町に大量に存在した「其日稼《そのひかせぎ》困窮之者、又は鰥寡《かんか》孤独之類（身寄りのない者）」は「薬用も不任心《こころにまかせず》、終《つい》ニは相果候」場合もあったので、家主・五人組・名主《なぬし》らが責任をもって介抱したり、医師による診療を受けさせること、それらの費用は公儀が負担するが、当面町入用で立て替えるよう命じている。幕府は享和の流行のとき以上に、江戸の町に滞留する「其日稼」や一人暮らしの大量の都市細民層が、麻疹やコレラにかかって生活に困窮し、看病人もいない状況で死んでいくことを強く危惧している。町触では幕府のそのような救《きゅう》恤《じゅつ》策を、「出挌《しゅつかく》之御仁恵」「御徳化」と表現する。だが、それは先にも指摘したように、彼らが暴徒化することに対する幕府の警戒心の結果でもあった。

『江戸町触集成』には、実際に届け出られた困窮者の記録が載る。八月五日付で名主から番所へ届け出られた困窮者は、「青物売《あおものうり》」（おそらく棒手振《ぼてふり》の八百屋であろうか）の庄兵衛五十歳。家族は庄兵衛の妻、二十四歳から八歳までの四人の息子、そして妻の従兄弟である三十六歳の喜三郎の計七人。住居は粗末な筵《むしろ》がけのあばら屋である。庄兵衛は下半身が不自由なため寝たきりで、妻は眼病のためまともには働けず、成人した息子達が青物売などしていたが、このたびの麻疹のため、やはり働けなくなってしまった。庄兵衛一家は「庄兵衛義、永々相煩、若年之倅共相稼、漸々《ようよう》日々取続罷《まか》り在候処、此程流行之麻疹、一同相煩打臥候ニ付、実々難渋罷在候」と、その日暮らしの生活で、一時的であっても麻疹によって商売に出られなくなれば、一気に生活苦に陥るような階層であった。

幕府の意向にかかわらず、実際にこういった困窮者の届け出は十件程度だった。奉行所は八月六日には、該当者が本当になければ喜ばしいことだが、もし町役人の調べ方が粗雑なためであれば「厳重之御沙汰」、すなわち罰すると申し渡している。さらに町役人は、困窮者がいないか自分の持ち場に注意を払うのはもちろん、借家の家主が困窮した店子《たなこ》の面倒をみない場合も、よく意見して世話をさせ、家主が聞き届けなければ申し出るように、と付け加える。困窮者の届け出は三と八の付く日、すなわち三日、八日、十三日、十八日、二十三日、二十八日という五日目ごとに行うよう決められた。このシステムは、閏八月中旬になって流行が終息し始めるまで継続される。

文久の麻疹は相当の被害があったはずにもかかわらず、なぜ困窮者の届け出が少なかったのだろうか。先の庄兵衛の事例の顚末が、その事情の一端を垣間見せてくれる。閏八月二十九日、町名主から奉行所へ差し出した書き上げによると、庄兵衛一家に対しては同じ長屋の人々が看病するとともに、家主の新吉が幕府の「御仁恵之御沙汰」、つまり困窮人を救助するようにとの触に従って、白米七升と銭一貫文を渡した。これに対して幕府から負担の実費のお尋ねがあったが、町名主は「御下ケ金」を願い出るのは恐れ多いので、新吉が立て替えた分は町入用を宛てることとすると書いている。

つまり、結果的に幕府はまったく費用を負担しないで済んだ。貧民をくまなく救済することを町名主や家主に強要し、見落としがあれば処罰するとまで脅して、かかった費用は後で精算すると言いながら、現実には民は幕府に費用を請求することを憚らざるを得ないような空気もあったのだろう。

コレラの流行

さて、今回の流行では先に触れたように、麻疹とともに暴瀉病（コレラ）が流行し始めたことが、社会の混乱をさらに拡大した。日本で初めてコレラが流行したのは文政五年（一八二二）。この頃世界的に流行していたコレラが、対馬を皮切りに主として西日本で猛威を振るった。本格的な流行は鎖国を解いた安政五年（一八五八）で、今度は長崎で始まり、またたく間に日本中に広がって大量の死者を出す（図23）。長崎では患者の約四九％が死亡した（酒井シヅ「近世社会とコレラ」）。

安政の流行のとき、長崎で活躍したのがオランダ人医師ポンペである。外来の新興感染症であるコレラに対して、当時の日本医学や中国医学は経験の蓄積がなかった。ポンペが伝えた西洋式の防疫法は、生ものを食べることや日常の不摂生を禁じ、衛生を心がけるという程度の内容ではあったが、人々の西洋医学に対する信頼を高めた。そのため、文久二年のコレラ流行に際しては、江戸においても「外国人予防法」を調べて翻訳した「疫毒予防説」という刷り物が八〇部作られ、奉行所から各町へ配布された（図24）。

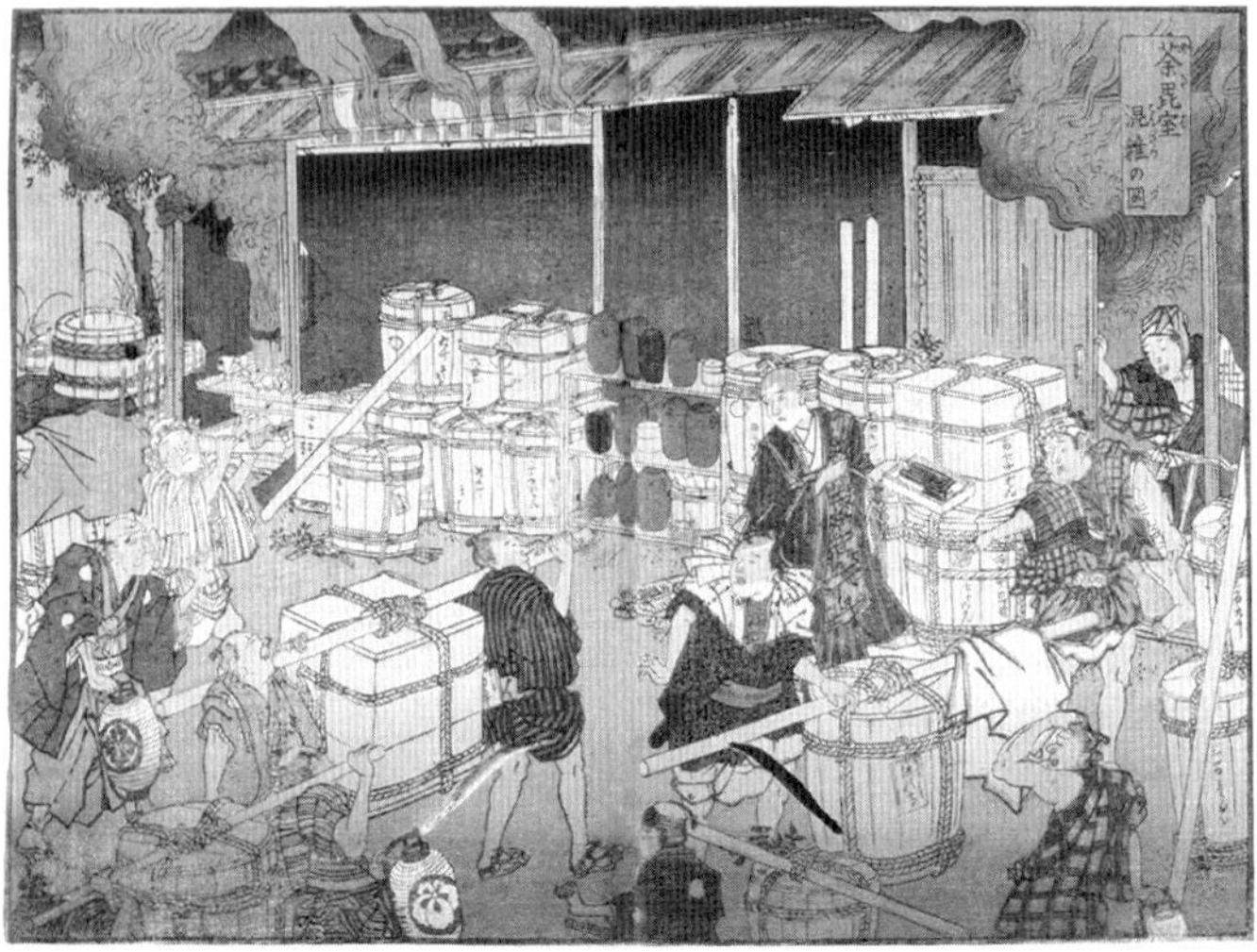

図23　「荼毘室《やきば》混雑の図」(仮名書魯文編『項痢《ころり》流行記』口絵．安政5年刊．内藤記念くすり博物館所蔵)

コレラで大勢の死者が出たため，江戸の火葬場は大混雑した．

このように、コレラについては西洋医学は存在感を放ったが、日本人にとって歴史的につきあいの長い麻疹の治療に関しては、西洋の麻疹治療書の翻訳も出版されたものの、社会に与えた影響は確認できない。

なお京都では、唇から血を出せばコレラが治ると書いた印刷物を町内の触達の箱に入れて回覧した町があり、人によっては奉行所からの触と勘違いして信用し、医療が手遅れになった者もあると、八月に出された町触の中で注意が促されている。町内を触として回される情報は、それが荒唐無稽にみえるものであっても、信用できる情報として受容されることもあったのだ。

単身赴任武士の療養生活

沼津藩士水野伊織（一八三八〜九四年）は、前年の文久元年（一八六一）十月より一年間の勤番として江戸藩邸に単身赴任していたときに、麻疹の流行に遭遇する。二十四歳だった。彼の江戸での麻疹体験は、『水野伊織日記』（『沼津市史』史料編近世1）によって詳細に知ることができる。

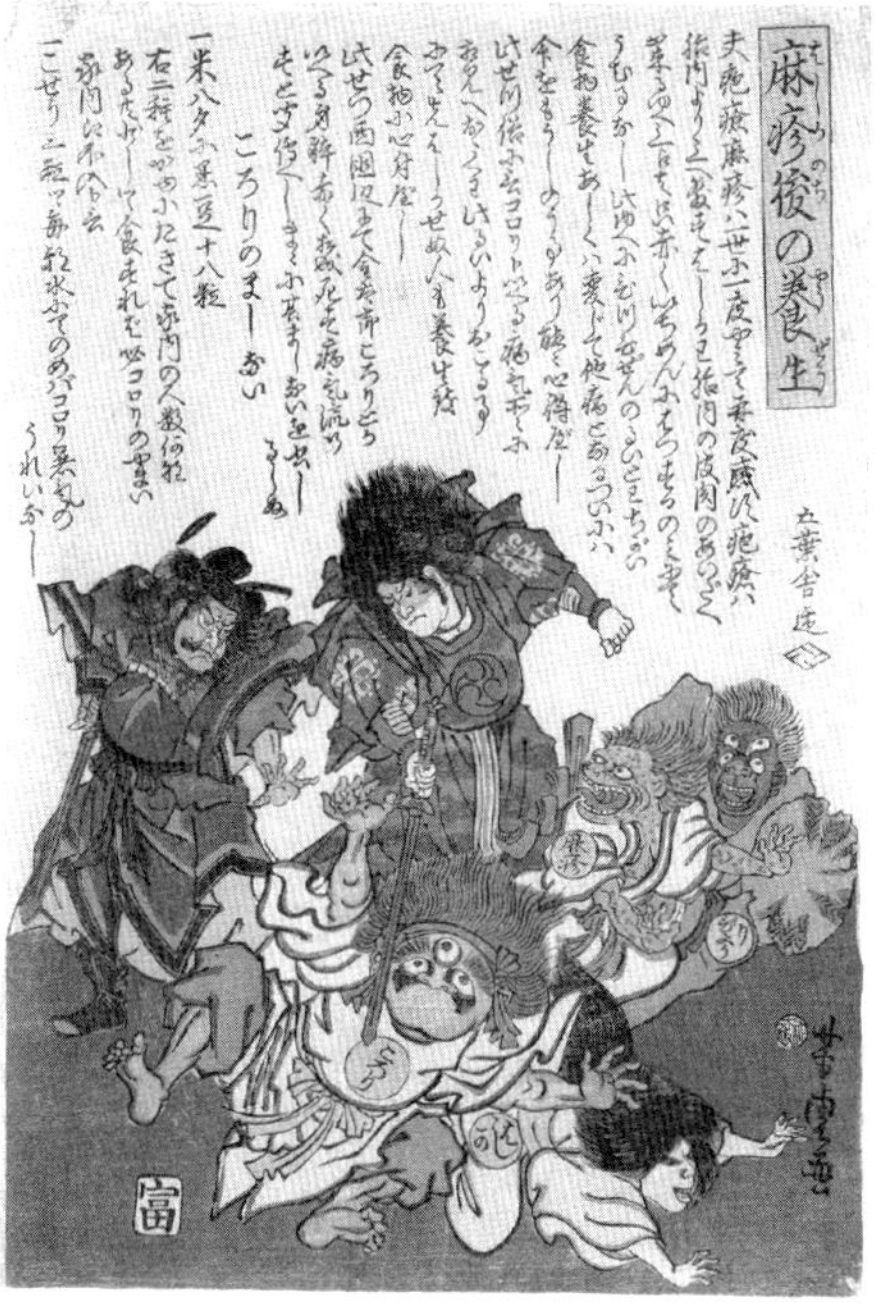

図24　はしか絵「麻疹後《のち》の養生」（文久２年７月，芳虎画，内藤記念くすり博物館所蔵）

はしか絵にはコレラも登場する．このはしか絵は，麻疹の後養生が悪いとコレラになると警告するとともに，コレラのまじないを記す．

伊織の麻疹は六月二十一日の「熱気」から始まる。朝から藩邸へ出勤したものの早退し、早速「御徒士勤番部屋」に往診に来た蘭方医《らんぽうい》伊東玄民に診察を依頼する。麻疹と診断されて薬をもらい、夕方には旗本榊原小兵衛という人物宅で、同僚とともに麻疹のまじないをしてもらった。おそらく麻疹を軽くするまじないだろうが、蘭方医にかかるという行為とまじないに頼ることとは、一人の人間の中でまったく相矛盾しない行為であった。また、まじないの会場は旗本屋敷であり、麻疹商売が旗本まで巻き込んでいたことがうかがえる。

伊織の麻疹による欠勤はこの日から八月九日まで、実に五〇日ほどにも及ぶ。日記によれば、発熱から発疹、そして七月朔日《ついたち》の「落痂《らっか》」まで一〇日ほど、それ以降はほぼ「順快」である。麻疹には疱瘡と違って本来「落痂」という現象はないが、ここでは発疹が引いてきた状態を指すのだろう。

七月十四日には、これまで毎日のように往診に来ていた藩医・伊東玄民に金二五〇疋、その息子と弟子だろうか、伊東玄益に金一〇〇疋、程田玄悦へ金一五〇疋を薬礼として遣わしている。また自分の家来に対しても、誠実な看病への褒美として金一朱を遣わした。

だが、回復後も後養生のための欠勤は続いた。七月八日に江戸藩邸では、麻疹流行のために欠勤者が続出して人手不足ではあるが、出勤を急いで「無養生」にならないよう「緩々《ゆるゆる》養生」するようにと、藩士たちに触が出ている。藩の行政機能に支障をきたしているにもかかわらず、麻疹の後養生は致し方ないこととして藩の側も対応しており、江戸で長期の麻疹後養生が社会通念として広く定着していたことがよくわかる。

後養生中、藩士たちは外出に当たって月代《さかやき》を剃ることの許可願いを差し出さねばならなかった。願書には「御門外ニ廻歩行、且《かつ》逆上も有之《これある》ニ付、月代剃申度段願書《そりもうしたきだん》」と書かれている。月代を剃って外出するのは健康であることを意味するため、欠勤中にそのような行為をする場合は藩の許可が必要だったらしい。月代を剃らないと「気」が逆上する、という当時の身体観が注目されるが、麻疹の禁忌でもある月代を剃って外出するくらいに回復しても職場復帰が求められないのも、やはり念入りな後養生が必要とみなされたからであろう。

足軽長屋の困窮

藩邸内での単身の療養生活は不自由なため、上級藩士である伊織は、発病するとすぐに江戸に家屋敷を構える実弟のもとへ移り、看病は自身の家来が当たった。それに対して、足軽《あしがる》長屋で共同生活を送る下級藩士たちの療養生活は深刻である。

六月二十三日の日記に転記された、足軽からの拝借金願によると、足軽三九人のうち、過半数が麻疹にかかって寝込んだため、彼らのうちで健康な者が看病に当たった。だが、各自公務もあるうえに、看病に時間をとられて少しも内職ができない。また病人は「臨時入費」がかかり、病人も健康な者もみな生活苦に陥ってしまった。そのため一人あたり金一〇〇疋ずつの拝借金を藩に願い出たのである。この願いは受理され、さらに七月八日には、「臨時入用」が多いだろうから当人や家族が麻疹の場合、藩からの拝借銀の返納延期を許す、という旨の達書も出ている。

麻疹中、下級藩士は内職ができないだけでなく、麻疹によい食べ物は軒並み高騰し、長屋へ往診に来る医者への謝礼も必要となって、ますます生活が逼迫していった。八月二十二日、足軽は再び藩に拝借金を願い出ている。藩は閏八月十六日、また一人二〇〇疋ずつの拝借金を許可している。

結局麻疹流行が始まって二ヵ月ほどたった八月二十五日には、足軽のうち麻疹にかかった者は「とかく肥立《ひだち》かね難渋、食養生専一之旨医師申聞候へとも、勤番中自然行届きかね候ニ付、暫く之内、沼津江御暇下され、養生之上ハ早速罷出《まかりいで》候様仕度旨《つかまつりたきむね》」と、病後の回復が順調でなく、医師の指導に従って食養生をしたいが、勤務があるためにそれもままならない、そこでしばらく国許の沼津に帰って養生したい、と願い出ている。藩側は、当初は病後の肥立ちが悪いからではなく、里心が付いたに過ぎないのだろうと許可に二の足を踏んだが、結局彼ら全員にくじ引きをさせ、四〇人のうち三〇人を国許へ帰すことに決めた。

実は沼津藩はこの時期、政治的に相当な窮地に立たされていた。藩主水野忠寛《みずのただひろ》（一八〇七～七四年）は、大老井伊直弼《いいなおすけ》（一八一五～六〇年）によって安政六年（一八五九）に側用人に抜擢され、「安政の大獄」の時代に幕府の中枢にあった。それが安政七年三月に桜田門外の変、文久二年（一八六二）正月に坂下門外の変を経て幕府政治は一変し、同年三月から井伊に荷担した幕閣の処分が始まる。忠寛もその影響で、五月二十九日に幕府側用人を罷免となった。六月には島津久光（一八一七～八七年）が江戸に入って、「安政の大獄」への反動がさらに強まる。

こんな時に忠寛の養子忠誠《ただのぶ》（一八三四～六六年）は重篤なコレラを煩って、九死に一生を得る。閏八月、忠寛はコレラから生還した忠誠へようやく藩主の座を譲って、実質上の引責隠居をした。文久二年の夏は、沼津藩としては、決して麻疹の休養をのんびりとれるような時ではなかったはずなのである。にもかかわらず、足軽クラスまで含めた藩士の麻疹治療に対する手厚い対応は、この年の〝麻疹危機〟の深刻さを示している。

麻疹出版物の氾濫

印施の広がり　麻疹養生の情報は、今回の流行でも出版物の形で大量に流布する。商業出版だけではなく、享和三年（一八〇三）・文政六年（一八二三）の流行時と同じく印施《いんせ》が多く出され、その施主は有徳の個人に加えて領主層や名主、社倉にまで及ぶ。たとえば『麻疹養生集』（写本、杏雨書屋蔵）は種々の印施類を筆写して綴ったものだが、この中の「郡宦施板はしか養生の心得」は、各村に二枚ずつ配られ、町内へは書き写した物が回覧されたと書き添えてある。また『麻疹手あての事』（文久二年〈一八六二〉六月刊）には「社倉育嬰構板」とあって、社倉の救済事業の一環として配られたことがわかる。

『麻疹養生録』（文久二年八月序）は江戸の医師若山籾蔵の印施だが、本文は知人が京都で入手してきたという江戸の「日本橋室町某」の印施の模刻である。江戸で作られた印施を京都で模刻・配布し、これが江戸に逆輸入されてさらに模刻された。幕末の都市間における人やものの頻繁な行き来は、麻疹情報の流通にも一役買っていた。若山は本文の後に享和の流行の教訓として、日本橋通一丁目の呉服屋で働く二人が、鰻の蒲焼きを食べて翌日死に、頼まれて蒲焼きを買いに行った者が橋から身を投げて死んだ話や、やはり呉服屋の若い者が、遊女屋に行った帰りの駕籠の中で死んだ話などを付け足して、もとの印施の禁忌に信憑性を付加している。

さらにこの印施の本文は、「葛飾新田居野夫《やふ》施刻」、つまり葛飾新田在住の農民による印施『麻疹養生訓』（文久二年八月序）とも同じである。『麻疹養生訓』の後書きには、「江府室町某主施板」をもとに多紀安良《たきあんりよう》（元胤《もとたね》、元堅の兄）による享和の流行時の禁忌を加えたとある（ただしここでいう多紀安良の禁忌とは先にみた、安良の父元簡《もとやす》〈安長〉の印施と思われる）。

享和三年に刊行された前掲『麻疹顕証録』が、印施によって禁忌が広がることを批判していた。が、こうしてみるとその傾向は変わらない。麻疹情報は享和三年・文政六年・文久二年と流行を重ねるなか、雪だるま式に増大しつつ、大都市を中心にここで紹介した印施をはじめとするさまざまな印刷物の形でますます広まった。大量の情報を各自で吟味するために、さらに情報への要求が高まるという循環の構図も想定される。

医療情報だけでなく、文久二年（一八六二）の流行中に出た麻疹関連の娯楽印刷物も、医学関連古典籍を多く所蔵する大阪の武田科学振興財団杏雨書屋や、京都大学富士川文庫、東北大学狩野《かのう》文庫、国会図書館などに所蔵されている。おそらく相当な量と種類が出版されたのだろう。写本も多い。

麻疹を洒落る

その中で『麻疹流行雑記』（養生亭志奈斎著、京都大学富士川文庫蔵）、『文久麻疹録』（写本、東北大学狩野文庫蔵）、『麻疹流行記』（写本、国会図書館蔵）は、「麻疹ないもの尽くし」や「麻疹百人一首」「江戸名所麻疹のかる口」「麻疹なぞなぞ合わせ」「麻疹厄除道化三十六歌仙」「流行麻疹一口ばなし」「流行麻疹三幅対」「麻疹の暦」「麻疹柳樽」「麻疹おどけ歌かるた」といった雑多な俗文をそれぞれ一冊に綴じあわせてある。

こういった刷り物は短期間にさまざま出されてはいるものの、百人一首や三十六歌仙についてはどの本も内容が同じで、百人一首のパロディが版元ごとに多種多様に出回ったのではなく、同一内容のものが流布したに過ぎないようだ。

『麻疹流行雑記』に収められた「麻疹厄除道化三十六歌仙」の中から、いくつかあげてみよう（図25）。

文屋康秀　やむからに又も又もとぶりかへし　これじや命もあらじといふらん

（麻疹の発疹が治まってからも、余毒によって様々な症状に悩まされる）
菅家　此たびハいしやも取かへずた丶一人り　とうふげてこしてかせるまにく
（大勢医者がいる江戸では、患者にとって医者の選択肢が豊富なため、腕が良くないと見たらすぐ転医するのが普通となっていたが、今回は転医しなかった）
右近　まじないか　みくじはんたん（判断）かぢきとう（加持祈禱）人ハ命のおし

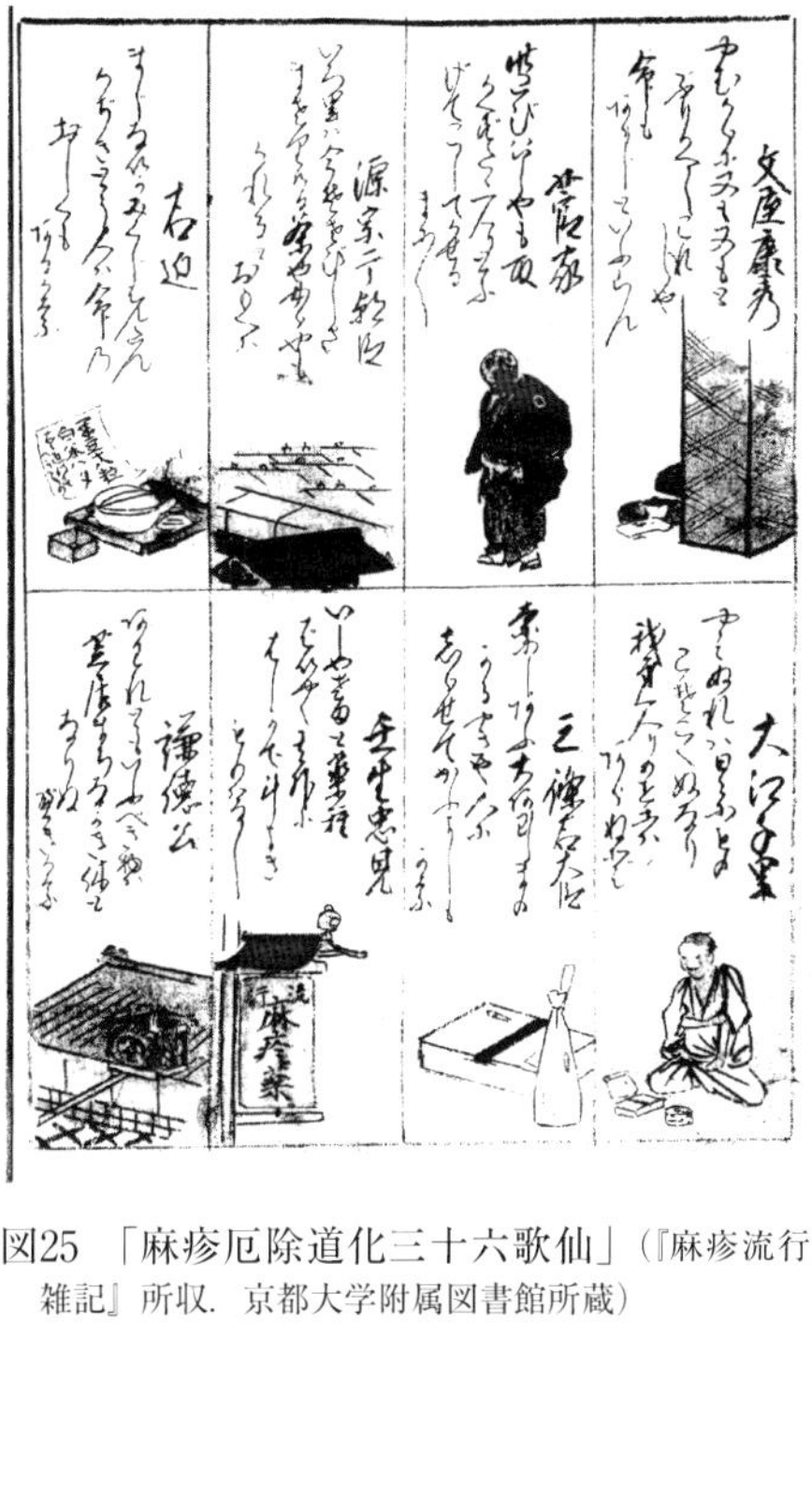

図25　「麻疹厄除道化三十六歌仙」（『麻疹流行雑記』所収．京都大学附属図書館所蔵）

くもあるかな
（祈禱やまじないに頼る人々を揶揄する）

いずれもたいした出来ではないが、鈴木俊幸によると、「どうけ百人一首」の類は基本的にみなこのレベルであったらしい。

歌舞伎鸚鵡石

江戸時代の歌舞伎流行を背景に、鸚鵡石《おうむせき》の麻疹パロディ版『はしかさやあてかけ合』も出版された。鸚鵡石とは、歌舞伎狂言の名ぜりふを抜粋した、半紙版二枚から五枚ほどの小冊子である。役者の声色をまねて楽しむために、主に江戸で歌舞伎興行ごとにさかんに刊行された。明治二十年（一八八七）頃まで続いたという。嘉永（一八四八～五四）頃からは表紙に色刷りの役者似顔絵を入れるようになった。

本書もやはり半紙版、表紙を除いて三丁と軽便で、似顔絵のカラー表紙が付いた美しい本である（図26）。本書のもとになっているのは歌舞伎『さや当て（鞘当）』である。『さや当て』は文政六年（一八二三）に、江戸市村座で上演された四代目鶴屋南北《つるやなんぼく》（一七五五～一八二九年）作『浮世柄比翼稲妻《うきよづかひよくのいなずま》』の中の一部を独立させたもの。ストーリーは不破伴左衛門と名護屋山三郎《さんざぶろう》（名護屋山三《さんざ》）がすれ違いざまに刀の鍔《つば》が当たってこぜりあいとなり、そこに長兵衛女房お近が止めに入る、というだけのものである。『はしかさやあてかけ合』もまた、ストーリーと言えるようなものはなくて、三人の登場人物による麻疹がらみの台詞のかけ合いで構成される。冒頭部分だけ引いておこう。

毒くわんものハ医しやにもきけ、はしかによつてきぐすりや（生薬屋）、客も来升《きます》のもうかる出たち、今流行の駕籠《とばせ》やぐミ、かよひくるわ（通い郭）ハたいへんの、は（吐）いてハたちまちどく（毒）だてしやうと、ごばう（牛蒡）にゆば（湯葉）とかゆ（粥）ばかり

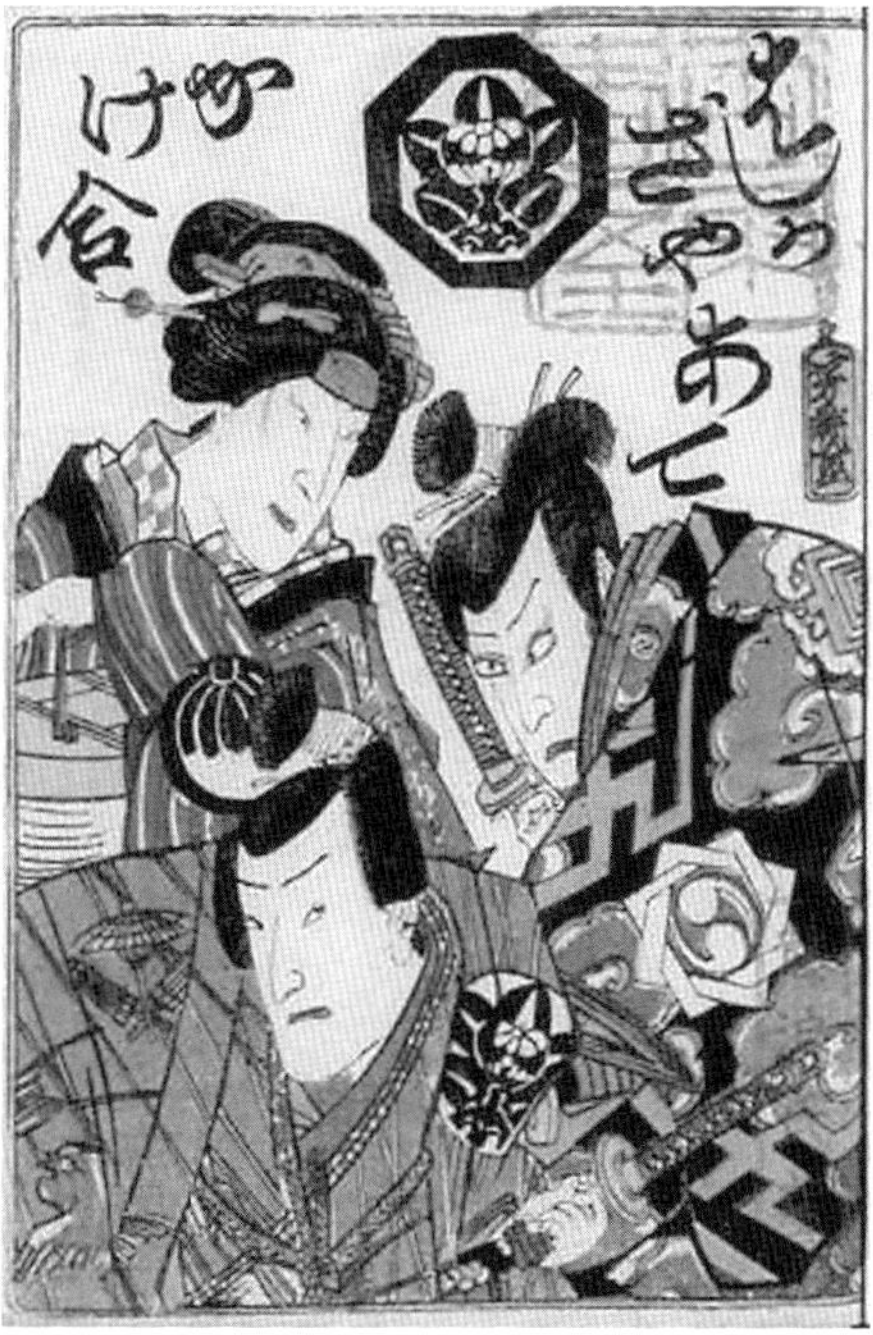

図26　『はしかさやあてかけ合』（文久２年刊．国会図書館所蔵）

もちろんこんな芝居が実際に劇場にかかったわけではないが、配役は「湯ハ難左衛門」（不破伴左衛門のもじり）を河原崎権十郎《かわらざきごんじゅうろう》（一八三八～一九〇三年）、「身の無事やたの」（長兵衛女房お近）を沢村田之助《さわむらたのすけ》（一八四五～七八年）、「かごやさんざ」（駕籠屋山三）（名護屋山三のもじり）を市村羽左衛門《いちむらうざえもん》（一八四四～一九〇三年）となっていて、いずれも当時の若手人気役者が並ぶ。

「湯ハ難左衛門」は入浴禁忌、「身の無事やたの」の「たの」は沢村田之助の名から取っており、「かごやさんざ」は、麻疹の流行で駕籠舁きの人足が不足したことからきている。現代人には実感としてわかりにくいが、駕籠舁きがいないというのは川柳などをみると、棺桶を焼き場まで運ぶ人足がないという問題も生じたようだ。

表紙の手前に描かれているのは市村羽左衛門。表紙中央上の「根上がり橘」は、羽左衛門の紋である。数え歳わずか七歳で大名跡《みょうせき》・十三代目市村羽左衛門を襲名し、市村座の座元となった。若くしてすでに名優の誉れ高く、ことに文久二年（一八六二）三月に市村座で初演された『青砥稿花紅彩画《あおとぞうしはなのにしきえ》』（白浪五人男《しらなみごにんおとこ》）での弁天小僧役は彼の名声を決定的なものとし、生涯の当たり役となる。後に五代目尾上菊五郎《おのえきくごろう》を襲名して、右端に描かれた河原崎権十郎すなわち、のちの九代目市川團十郎《いちかわだんじゅうろう》とともに「團菊左」（九代目市川團十郎・五代目尾上菊五郎・初代市川左團次《さだんじ》）と呼ばれる明治歌舞伎の黄金時代を築いた。

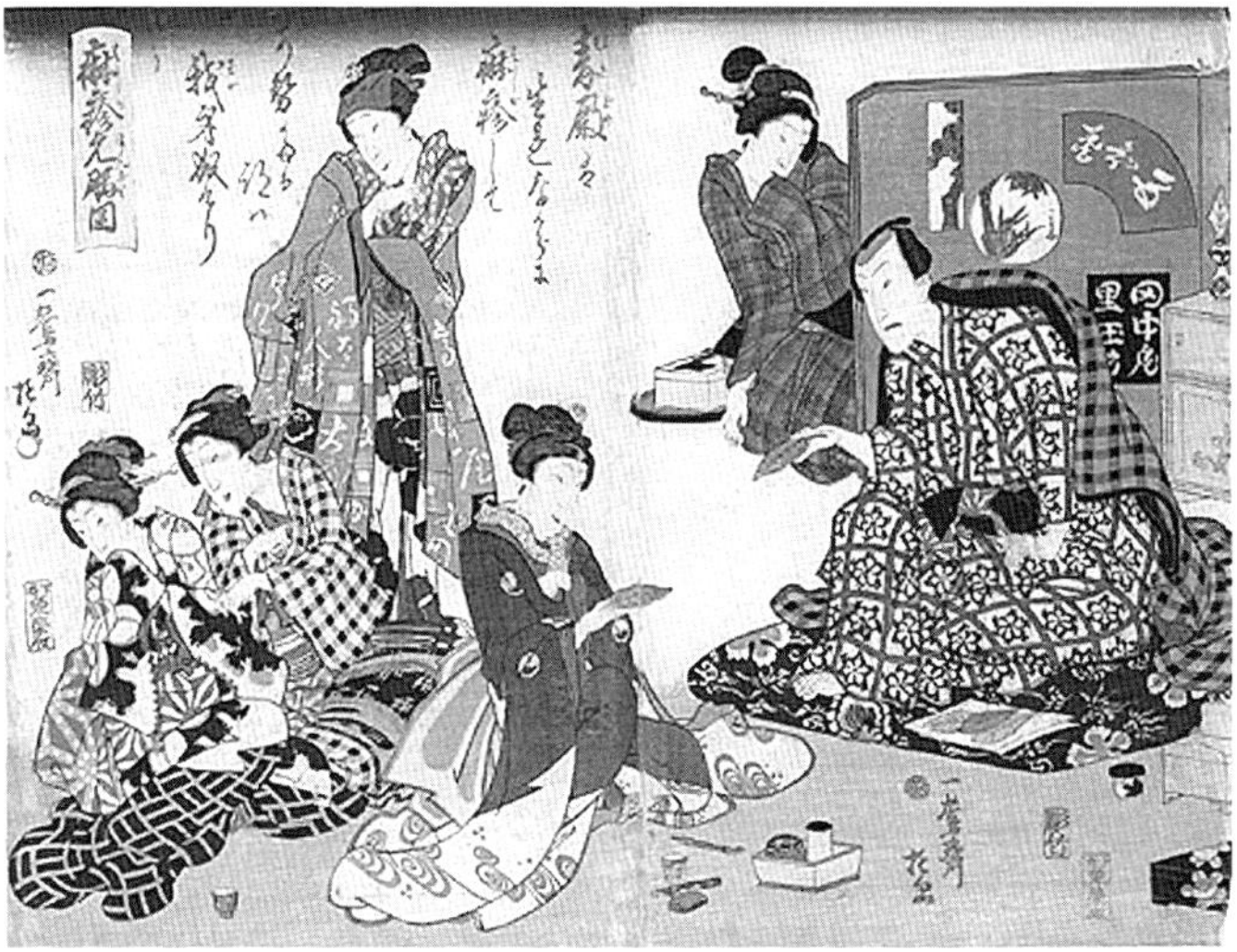

図27　はしか絵「麻疹元服図」(文久２年４月．一鶯斉画．内藤記念くすり博物館所蔵)

中央の田之助と右端の羽左衛門が手に持つのは，多羅葉の葉．この二人の麻疹は評判になったらしく，彼らが登場するはしか絵はほかにも何枚か残っている．

左上の沢村田之助は当時十七歳、美貌で知られた女形だったが、ちょうどこの文久二年、舞台で宙づりの演技中に落下して負傷し、これが原因で脱疽（壊《え》疽《そ》）を患う。のち医師ヘボンにより左足膝上まで切断し、義足をつけて舞台をつとめた。その後さらに病状が悪化して、両足・両手の手術にまで及んだが、それでも名女形として舞台に立ち続けた。三十三歳の若さで亡くなる。

羽左衛門と田之助はこの年麻疹にかかっており、はしか絵にも登場する。はしか絵「麻疹元《ほん》服《ふく》図」は、麻疹にかかった羽左衛門を田之助が見舞っている図である（図27）。部屋の隅に描かれた漆の箱の紋が羽左衛門の「根上がり橘」、見舞客の女性の着物の紋が沢村田之助の訥菊《かんぎく》であることから役者を特定できる。

戯作からはしか絵へ

今回の流行でも、麻疹を題材とする戯作が登場した。『麻疹太平記』は、原本の所在は不明だが、明治三十四年（一九〇一）刊の「続帝国文庫」に翻刻が載る。校訂者が後書きで「絵入小本十六葉」と記していることから、翻刻されているのは文章だけだが、本来は絵が付されていたことがわかる。ストーリーは、麻疹が人間界に攻め寄せ、薬がそれを退治するというもので、『麻疹賀散退記《はしかがさんだいき》』や『麻疹御伽双紙』と同工異曲である。

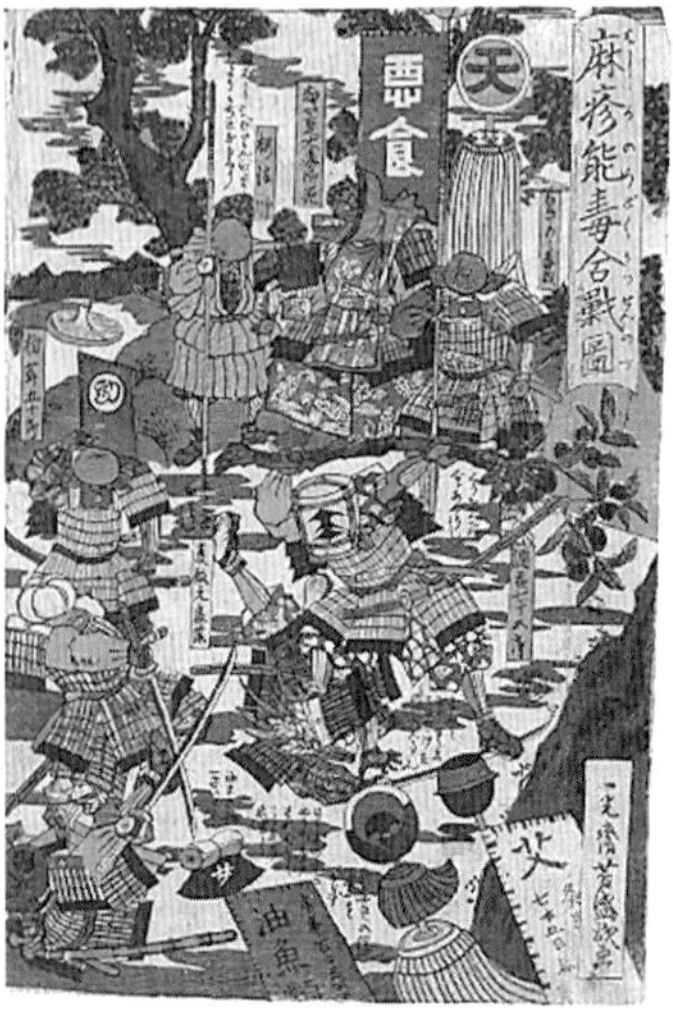

内藤記念くすり博物館所蔵）

「麻疹《はしか》かわきの守」は、天保七年（一八三六）の麻疹流行の際に討ち死にした父「大熱入道病元斎《たいねつにゅうどうびょうげんさい》」の無念をはらすため、文久二年（一八六二）、一族の「ころり死左衛門」とともに、種々の病を味方に付け、人間界の体内城へ攻め込

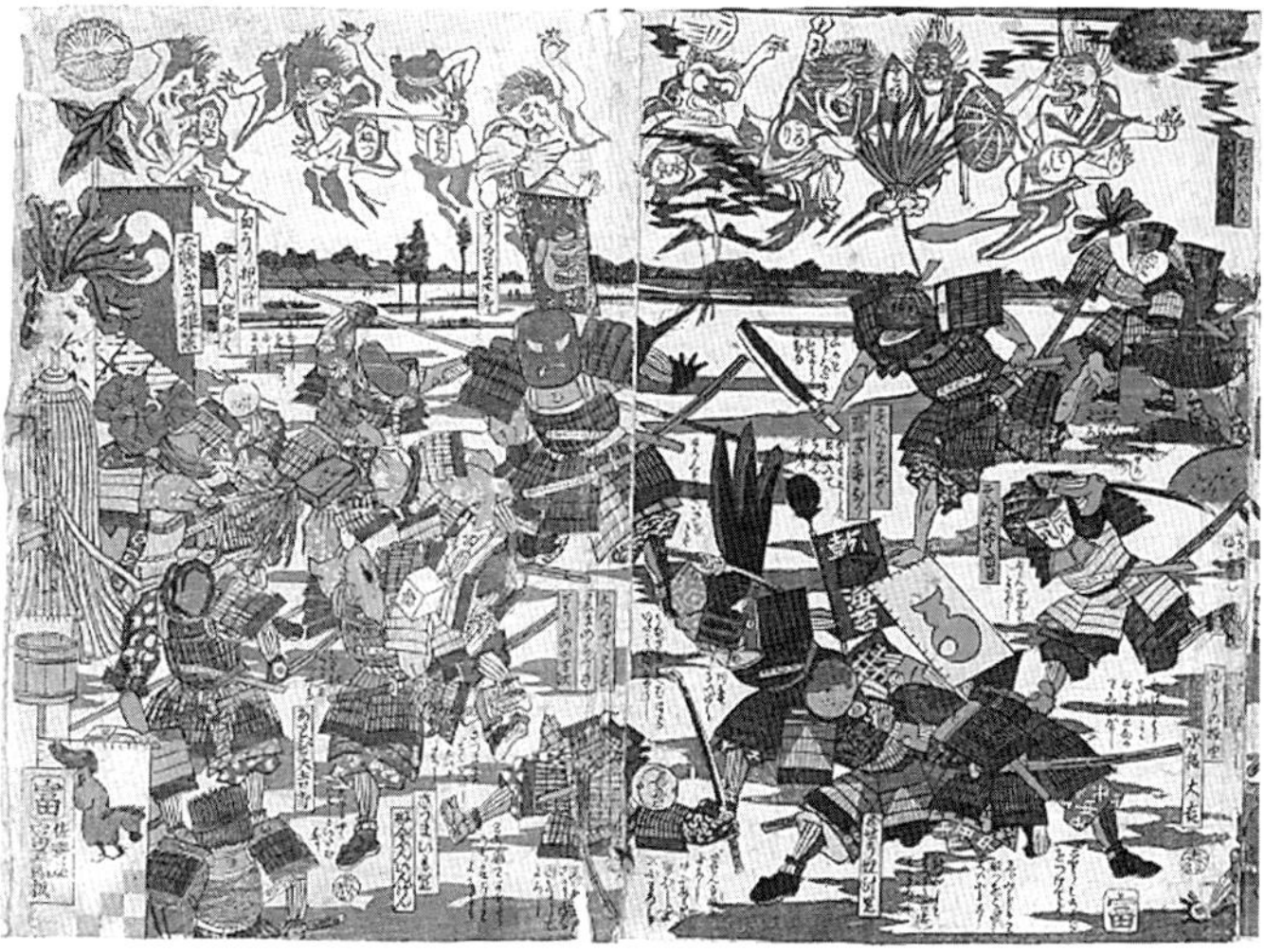

図28　「麻疹能毒合戦図」（安政6年9月．一光斉芳盛画．

む。もちろん「ころり死左衛門」とは、文久二年の夏、麻疹流行期の後半から重なって流行したコレラを指す。

　これら麻疹勢に対して、医者や薬種、麻疹によい食べ物、麻疹で不況になった商売のものが集団で武装して戦い、麻疹勢を生け捕りにしてもとの居住地である「百済国、今の朝鮮」へ引き渡し、日本の地から永遠に遠島とする。先に述べた、麻疹は大陸から長崎経由で入って来る輸入感染症であるという認識が現れている。

　本書が描くような麻疹合戦の有様は、そのままはしか絵にもなった。はしか絵は文久二年の麻疹流行中に江戸で発行されたものがほとんどだ。が、『麻疹太平記』と同じような話を描いたはしか絵は、すでに安政五年のコレラ流行翌年、安政六年（一八五九）九月に発行されている。「麻疹能《はしかのう》毒合戦図《どくがっせんのず》」である（図28）。左上には麻疹神だけでなく、コレラや霍乱《かくらん》（日射病）など、さまざまな病気の神が描かれる。しかし麻疹禁忌や麻疹によい食べ物が描かれているので、これはやはりタイトルどおり、麻疹の合戦を描いたはしか絵と言ってよい。「麻疹能毒合戦図」が作成された安政六年は、天保七年の麻疹流行からすでに二三年たっている。麻疹の流行が近いことを見込んだ出版だったのだろう。

医療情報としてのはしか絵

はしか絵には、麻疹禁忌や薬、麻疹を軽くするまじない、麻疹年表、麻疹によって儲かった商売と損をした商売の風刺、麻疹にかかった役者、麻疹神、麻疹の端唄《はうた》など、さまざまな絵とそれに関連する文字情報がコンテンツとして盛り込まれた。

はしか絵が登場する前から病気を扱った絵としては疱瘡絵があるが、疱瘡は江戸時代すでに小児感染症であったため、絵柄は張り子の木菟《みみずく》・起き上がりこぼし・でんでん太鼓といった疱瘡の病児に与える呪術性をもったおもちゃや、素戔嗚尊《すさのおのみこと》・鎮西八郎為朝のような疱瘡の守護神的ヒーローの絵姿である。カラーの錦絵もあるが（一〇六頁図8参照）、多くはこれらを魔除けの意味を込め赤一色で描いて「赤絵《あかえ》」とも呼ばれた（図29）。病児の枕元に病気治癒の祈りを込めて貼られ、大人も対象として情報伝達や風刺・滑稽といった様々な内容をあわせ持つはしか絵とは性格も異なる。

ところが疱瘡絵とはしか絵は従来、民衆の医療風俗を伝える史料として医学史や民俗学の領域で一緒に紹介されることが多い。しかもはしか絵の位置づけは疱瘡絵の亜流といった程度のものでしかなかった。医療水準が低くて有効な治療法がないために、まじないや迷信、民間療法を描いたはしか絵が歓迎されたのだと評価された。

だが医療情報という側面からみれば、たとえば三種の豆を煎じた「三《さん》豆《ず》湯《とう》」は中国医書に載るれっきとした麻疹薬であるし、種々の禁忌も医者が勧めたもので、当時の医療水準を反映した医療情報であったことは、これまで述べてきたとおりである。

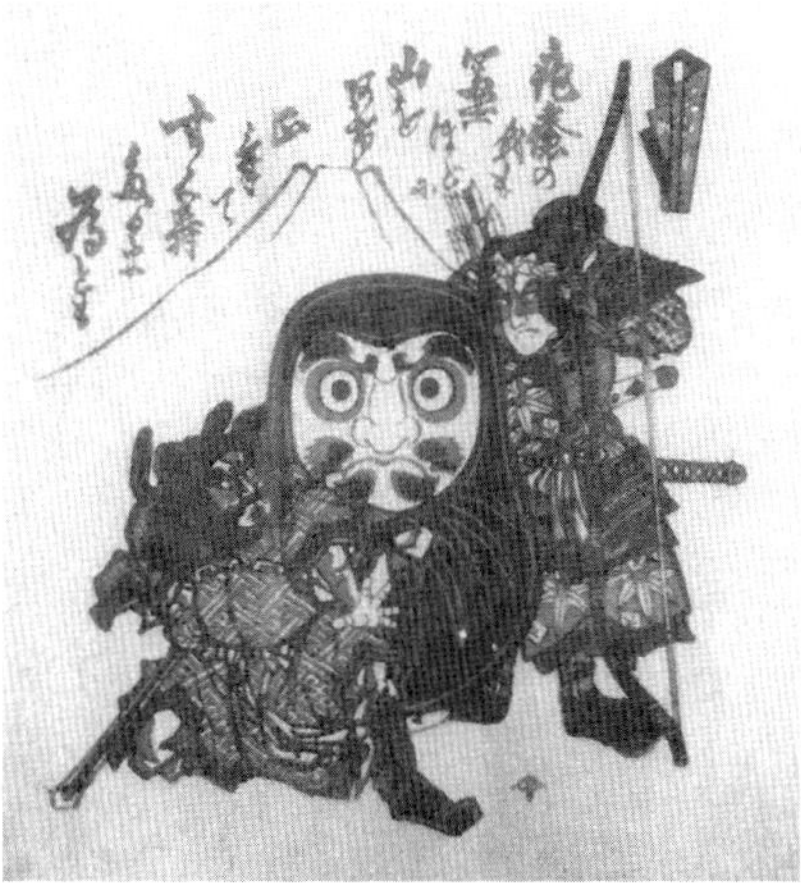

図29　疱瘡絵

疱瘡から子供を守ってくれる鎮西八郎為朝・達磨・鍾馗が，赤一色で刷られている．

はしか絵は、医療情報源としては麻疹養生書の内容をさらに簡便化し、安く大量にかつ迅速に供給した。江戸時代の麻疹医療情報は、白文の漢文で記載された輸入中国医学書を出発点に、返り点付きの和刻本となり、さらにそれを簡便化した仮名交じりの日本医書となり、素人向けに無料の印施や商業出版ベースに乗った麻疹養生書に書き直され、最終的にばらばらに解体されて、色鮮やかな一枚物のはしか絵に行き着く。その過程で読者の裾野を拡大していった。高度に発達した幕末の江戸の出版文化によって、大衆化された医学的知が安価に大量に商品化され、巨大都市江戸独自の麻疹世界の形成が促進されたのである。

また近年のはしか絵研究は、はしか絵の出版を〝時事錦絵《にしきえ》〟と呼ばれる、大事件や珍事・奇談を絵と文字によって描く錦絵出版の流れのなかに位置づけ、評価するようになってきている。

時事錦絵としてのはしか絵

時事錦絵は、幕末の出版統制をきっかけに誕生する。錦絵の出版は、水野忠邦による天保《てんぽう》の改革のもと、風俗統制の一環として美人画や役者絵を禁じられたり、価格上限が設定されたりといった厳しい制限を受けた。その中で歌川国芳《うたがわくによし》（一七九七～一八六一年）が、たくみに時事的・風刺的な内容をもりこんだ錦絵を製作して江戸庶民の人気を博す。これをみて、天保改革の終了後に再び出版統制がゆるむと、他の絵師や版元も同様の趣向をとり入れ、「かわら版」を母胎とするニュース性の強い時事錦絵の出版にのり出したのである（富澤達三『錦絵のちから』）。

ことに嘉永以降は幕府の目を恐れて、ニュースの中でも政治的な画題を避けた結果、嘉永二年（一八四九）の流行神ブームにちなんだ流行神の姿絵や、安政二年（一八五五）の大地震にちなんだ鯰絵《なまずえ》などが板行された。文久二年のはしか絵は、この流れの延長線上に生まれたものであった。はしか絵を時事錦絵のひとつとみれば、病気を題材とするにもかかわらず、諧謔や滑稽という要素ももつことに納得がいく。はしか絵とは、流行病がもたらす〝喜怒哀楽〟の諸相までも、情報として人々に伝える媒体なのである。

はしか絵には、これまでの麻疹流行を通じて蓄積され膨れあがったあらゆる情報が盛り込まれるとともに、過去に人気を博した時事錦

コンテンツの変化

絵の構図をそのまま借用することもした。たとえば流行神の錦絵によくみられた三人の流行神の拳《けん》遊びの図を、「麻疹拳」なるものに作り替えてみたり、鯰絵で人気だった、地震で被害をうけた者達が地震鯰を打擲《ちょうちゃく》する図を、麻疹で不景気になった職業の者達が麻疹神を打擲する図に作り替えて販売する（四頁図2参照）、といった具合である。

いかにもとりとめのない内容が場当たり的に描かれてきたようにもみえるが、富澤の研究によって、作られた時期により、はしか絵のコンテンツには一定の傾向があることが明らかになった。現存するはしか絵は、ほとんどが文久二年（一八六二）四月か七月に出版検閲の改印を押されたもので、わずかに明治十八年（一八八五）のものが混じる。富澤が作成した文久二年四月改印と七月改印のはしか絵の情報内容に関する比較表によると、四

月改印のはしか絵はまじないを描いたものが多く、七月改印のものは戯画的・風刺的な絵が多い。富澤は、題材は麻疹流行のプロセスにあわせて、流行初期には麻疹にかからない、もしくは軽くするまじないが、終息期の七月には気分にゆとりが出てきたために戯画的なものも登場すると説明している。

おそらくそういった事情とともに、四月は麻疹が流行し始めてまだ間もない時期なので、いきおい内容もこれまでの流行のときの麻疹風俗を踏襲したものとなり、七月に麻疹による社会的混乱が佳境に達するとそれに伴って、文久二年の麻疹風俗を反映する戯画や風刺絵も登場したのではないだろうか。先に文政七年（一八二四）刊の『麻疹御伽双紙』の挿絵が、そのままはしか絵に転用されたことを確認したが、このはしか絵はやはり四月板行のものである（一四三頁図16参照）。

絵草紙屋の店先

これまでみてきたさまざまな麻疹関連出版物は、行商や店売りの形で広められた。もちろんそれは享和・文政の流行の時も同様であるが、文久の流行の段階では、さらに販売網が密になっている。鈴木俊幸は、錦絵や草紙類を商う絵草紙屋は、もともと盛り場を中心に立地していたが、幕末に向かうにしたがって、江戸の町の隅々にまで展開していったと指摘する（『絵草紙屋　江戸の浮世絵ショップ』）。

文久二年江戸の絵草紙屋の棚先では、色鮮やかなはしか絵が、通行人の目線にあわせて糸に吊しディスプレイする「吊し売り」というスタイルでずらりと掲げられ、棚には麻疹養生書や麻疹戯作などが所狭しと平積みにされていたはずである。鈴木は絵草紙屋を「当時においては古びていない情報が流れる回路であり、またそれ自体情報媒体であった」と位置づけている。麻疹出版物はこうして文久二年の江戸の町を鮮やかに彩り、人々の購買意欲をそそった。

ただ、行商の声や絵草紙屋のディスプレイにそそられて流行の麻疹関連情報を手にしたとしても、そこに書かれた禁忌を、経済的混乱がおこるほどに各人が真剣に実践してしまう背景には、麻疹という非日常の事態への恐怖とともに、自分たちが常日頃享受している都市的生活様式への漠然とした不安、いうなれば都会人の潜在的「健康不安」とでもいうべきものもあったのかもしれない。日頃の贅沢と不摂生を糾弾するような禁忌リストに、不平をこぼしながらも従う人々の姿はそんなことも思わせる。

ちなみに加藤光男の研究によると、はしか絵は北武蔵地域ではあまり普及していないという（「天保期以降の出版メディアの特質とその流通」）。その理由もこのあたりに求められよう。江戸時代の、都鄙や地域による文化の差の大きさを考えたとき、農村部の一般的な百姓が、江戸での都市生活を前提とするはしか絵の情報を積極的に購入する動機は希薄だった。

農村の困窮

播磨国の場合

文久二年（一八六二）の麻疹流行は、もちろん都市だけでなく農村でも、底辺の人々の生活を逼迫させた。プロローグで紹介した播磨国龍野藩領大庄屋・片岡徳太郎が残した記録は、そのことをよく物語っている。史料は、既述の十一月に作成された「麻疹流行ニ付相煩候人別並ニ病死之もの取調書類」一括のほかに、八月と閏八月に作成された「麻疹流行ニ付難渋人取調書類並右之内極難渋再調等之諸書類」一括がある。参考として、これらから農村の流行状況にも言及しておきたい。

後者の史料は、藩が麻疹流行に際して大庄屋に「難渋人取調」（生活困窮者調査）を命じ、それに対して十五ヵ村が提出した回答の綴りである。藩は、何らかの救恤策を施そうとしたのだろう。八月の調査では、十五ヵ村あわせて六六一人が「難渋人」として書き上げられた。ところが藩はそれでは多すぎると、翌月の閏八月、「極難渋人」に限定した再調査を命じている。その結果、三一一人に絞られた。

だが、最初の八月の書き上げ名簿でも無高層が大半を占め、「後家」を戸主とする家も少なくなかった。各村からの報告には「右之者共、当村方極難渋人ニ御座候処、此度流行之病気相煩難渋仕罷有候ニ付、乍恐御届ケ申上候」（B村）といった文言が添えられていた。もともと「極難渋人」と呼ばれる極貧の水呑み百姓が、麻疹によって労働できなかったり、もしくは子供が全員麻疹に倒れて、生活苦に拍車がかかった。

「極難渋人」の生活

十五ヵ村のうち、F村の八月書き上げには、六世帯計十八人（世帯内の麻疹病人の数）の生活状況が世帯ごとに説明される。

まず一軒目と二軒目の、直次郎家と清兵衛家の場合。直次郎は三石余、清兵衛は二石余の持高がある。ところが二人とも「大借」つまり大借金を抱えており近年田畑の売却を希望しているのだが、村方全般が困窮していて買い手がなく、生活苦に陥っていた。しかも直次郎は、女房が「血ノ道」（婦人病）で長く寝込んだあげくに今月八月初めに死亡し、六人の子供全員が麻疹にかかる。いまだ子供のうち二人は回復していない。

三軒目の永吉は無高の一人世帯だが、実はまだ十歳の孤児である。父治兵衛亡き後は村人から「貰喰」、すなわち施しを得て生きている。だが麻疹にかかって「貰喰」に歩くこ

表２　播磨国龍野藩領15ヵ村麻疹病死者数調査
（文久２年11月書上）

	患者数（人）	死亡者数（人）	致死率（%）
A村	1012	3	0.3
B村	117	5	4.3
C村	106	5	4.7
D村	45	5	11.1
E村	190	9	4.7
F村	176	12	6.8
G村	61	—	—
H村	156	5	3.2
I村	53	3	5.7
J村	115	7	6.1
K村	158	8	5.1
L村	203	21	10.3
M村	160	13	8.1
N村	197	2	1.0
O村	235	5	2.1
総　計	2984	103	3.5

＊G村については死亡者数書上げなし．平均致死率は小数点二位以下四捨五入．

ともできず、難渋していた。

四軒目、無高の助右衛門は、もともと難渋していたところに六月から本人が「瘧《おこり》」（マラリヤ）にかかり、子供三人も麻疹にかかった。

五軒目も無高で、「奉公人松兵衛女房」とある。女性だが、夫松兵衛が村外に出稼ぎに行ってるため、戸主として記載される。村内の小作人としての稼ぎでは暮らしていけなかったのだろう。もともと「難渋者」であったが、二人の子供が麻疹にかかって、生活苦は一層深刻であった。

六軒目の無高の栄助は、すでに「老年」だった。女房と娘二人の四人世帯で、生活苦のため二十二歳と二十歳の娘が一年契約の「遊メ奉公《あそびめ》」、すなわち遊女として働いている。ところが、二人とも麻疹にかかって働けなくなり、生活できなくなった。

F村は閏八月の再調査に対しては、右の全員が「極難渋人」で誰を除外するということも決められないので、適当に藩への届出人数を減らすことで対応してほしい、と大庄屋へ回答している。

右の史料が示すのは、農業経営が破綻した悲惨な幕末農村の生活である。流行前から「極難渋」者と分類される人々の生活は、麻疹襲来にあってはひとたまりもなかった。後養生はおろか病中ですら、十分な養生が可能な条件はここには存在しない。

十五ヵ村の麻疹平均致死率は、プロローグで示したように三・五％だが、実は村によって〇・三％から一一・一％と大きなばらつきがあり、F村は六・八％である（表2）。麻疹のような感染力の極めて高い流行病は誰にも襲ってくるが、発症後の回復力は、おそらく村ごとの経済格差などに基づく生活環境によっても、相当差があったようだ。

こうしてみてくると、都市でも農村でも、麻疹という流行病が人々の生活にもたらした被害は、単にその年の麻疹の疫学的性質だけでなく、政治や社会のあり方にも強く規定されていたのだということを、あらためて認識させられるのである。

遠ざかる江戸の麻疹世界――エピローグ

麻疹との「共生」

麻疹という病は、「プロローグ」でも示したように非常に感染力が強い。将軍家や大名家は隔離によって感染予防に努めてはいたが、実際には予防接種のない時代に予防するのは難しい。江戸時代の人々にとっては感染を逃れることよりも、感染したらどうやってうまく乗り切るか、軽く済ませるかを考えるほうが、はるかに現実に即している。

そのための一つのすべが、都市においては麻疹禁忌であった。麻疹養生書やはしか絵の禁忌情報に従うことは、一見迷信に惑わされる無知蒙昧な行為にみえるが、これまでみてきたように、麻疹禁忌情報は麻疹病理に基づくもので、幕府医官や朝廷の御典医も積極的に発信した、当時の医学的な環境からすれば〝正しい医療情報〟である。禁忌情報を収集してそれらを遵守する生活を送ることが、個人に可能な最善の麻疹対策法であって、決して現代で言うところの情報リテラシー（情報活用能力）の欠如を意味しない。

またこのような態度は、二〇〇九年の新型インフルエンザ流行の際にＷＨＯ（世界保健機関）が、感染力の強いウイルスがある程度拡散してしまっている状況では、封じ込めよりも重症化を防止するための施策を充実させることが重要であって、発生地への渡航制限や国境閉鎖といった水際作戦は効果的でない、と当初から各国に提言していたこととも一致する対応姿勢である。

そもそも江戸時代の麻疹薬は現在と同じで対症療法の薬で、熱を下げたり下痢をおさえたりといった、不快な症状を改善させるものである。これに加えて禁忌を守って脂っこい食べ物や刺激の強い食べ物、生ものを避けて胃腸を保護し、決められた長い安静を守れば、麻疹をやり過ごすのにこれ以上の策はなかろう。

入浴禁忌も、二〇日から七五日まで幅があって長すぎるように思われるが、江戸の銭湯が、ほぼ密閉された空間に湯船をしつらえ、そこに高温の湯を少量はって浸かるという半蒸し風呂形式であったことを考えると、抵抗力のない病後はしばらく遠ざけた方が賢明であった。江戸の麻疹対策は、人が感染症といかに折り合いを付けてやり過ごすかという、いわば麻疹と「共生」するための知恵であった。

その「共生」のバランスを崩して麻疹パニックを引き起こさせたのが、流行病を商機とみなし、「はしか銭」に群がる諸商売の展開である。

出版業界の功罪

医療の広範な普及と、それに伴って高まる医療への依存を前提に、麻疹対策は実にさまざまな形で、たとえばそれは後養生薬であったり、出版物であったり、宗教的アイテムであったりするのだが、次々に商品化された。

「はしか銭」で潤って、医学書や戯作、はしか絵の中で非難されたり揶揄《やゆ》されたりするのは、もっぱら医者と薬屋と宗教関係者である。だが、私は麻疹商売を揶揄する側にある出版業界の動きをより重視したい。

ことに享和三年（一八〇三）の流行以降は二〇年程度の間隔の流行を期待して、流行前から麻疹書の出版が続き、麻疹ムードが作られた。文化・文政期（一八〇四〜三〇）に至ると、出版物全般が大幅に増加するなか、養生書も数多く出される。健康情報が広く売買の対象となる時代の到来である。麻疹に特化した麻疹養生書は麻疹の流行年表を載せて、二〇年おきに流行する麻疹は家庭内における療養経験の蓄積が難しいことを暗に示してみせ、また医者も治療に不慣れな者が多いと忠告し、人々の不安を巧みに突いて情報の購入に走らせた。

出版業界が売った麻疹情報は、もちろん禁忌情報だけではない。まじないや麻疹神などの情報も、過去の流行時の出版物を踏襲して販売した。過去のデータに、さらにその年登場した新たな禁忌やまじないも、ぬかりなく追加していく。出版業者は流通させる麻疹情報を拡大させることはあっても、縮小させる契機を持たなかった。文久二年（一八六二）のはしか絵を待つまでもなく、江戸の麻疹世界は享和の流行から商業主義に彩られ、半ば人為的に大きなパニックを繰り返したのである。

だがいっぽうで出版業界は、幕府の取り締まりに触れないレベルで、多くの風刺をこめた諧謔《かいぎやく》も送り出している。それは麻疹で潤う医者と薬屋、そして麻疹神に対する揶揄や打擲《ちようちやく》の図で表現された。その裏には、社会的混乱に対して実効ある対処ができない幕府に対する批判も、当然込められていただろう。

豊かな消費生活を享受しているようでいて、ひとたび流行病がはやれば一気に生活苦に陥るような、その日暮らしの人々を大量に抱え込んで成り立つ巨大都市江戸。出版業界は人々の、麻疹を無事にやり過ごそうという願いと、社会的混乱への不安や不満をくみ取り、なおかつそれを滑稽という江戸文化の精華でガス抜きさせるという機能も果たして、大衆のニーズに応えていたわけである。その意味では流行病をめぐる出版業界の功罪は単純ではない。

江戸的麻疹世界の終焉

文久二年（一八六二）の麻疹は江戸時代最後の流行であったが、もちろん明治以降も麻疹流行は繰り返された。

明治に入っての最初の流行は、一一年後の明治六年（一八七三）だった。東京府下で四月から七月にかけて流行する。全般に小児患者中心の軽い麻疹で、薬の必要もなく治ってしまう者が多かった。そのあと大阪府下や富山県下でも小規模な流行をみせるものの、やはり軽易な症状で終わった。そのせいか、この年は一般向けの麻疹出版物が出された形跡はない。

だが、麻疹が重い感染症であるという認識は継承されていた。明治六年に文部省に設置された医務局が、明治七年に布達した「医制」は、「悪性流行病」としてチフス・コレラ・天然痘・麻疹の四病を指定し、医師に届出の義務を負わせた。麻疹は明治政府の感染症予防対策の中で、チフスやコレラ、疱瘡と並ぶ存在だったのである。

明治八年以降は、右の四病に加えて赤痢なども届出の義務が課せられ、「悪性伝染病」はあわせて七病となる。この頃は急性感染症対策が急務の政治的課題として意識されるようになった時期で、明治八年に衛生行政は文部省管轄から内務省に移管され、衛生局が成立した。

ところが明治十三年に新たに公布された「伝染病予防規則」は、コレラ・腸チフス・赤痢・ジフテリア・発疹チフス・疱瘡の六種を対象とし、麻疹を除外する。「伝染病予防規則」は、明治十二年の一〇万人以上の死者が出たコレラ大流行を直接的なきっかけとして成立したのだが、その頃頻繁に流行したジフテリアや疱瘡・腸チフスなどにも備えるため、従来のように病気が流行するたびに予防対応を発令するのでなく、事前に統一的対応を決めておくことを目的とした。たとえばコレラは、毎年のように発生して、数年おきに大流行を繰り返すというパターンをすでに定着させていたのである。立て続けに起こる新しい感染症の脅威の前には、二〇年前の文久二年の麻疹の恐怖は、忘れ去られていったのかも知れない。

群馬県からは、「是迄麻疹を加へて七病と唱へ来りたる」が、今後麻疹が流行したらどのように対応するのか、という質問が内務省に寄せられている。内務省は、麻疹の流行が盛んな兆しが出れば、地方長官が内務省に具申し臨時に麻疹に対する予防法を施行すると回答した。重症化する麻疹が蔓延するようなら適宜対応する、というわけだ。

そして、麻疹は明治十八年に全国的な流行をみせた。前回の流行から十二年後であったから、今回も小児患者が中心であったろう。前年十七年十二月に長崎で発生し、日本列島を北上して東京に至る。内務省衛生局は、二月に各府県に流行状態の報告命令を出している。この年は、はしか絵も板行はされたが、現存しているものは文久二年の時とは比べものにならないくらい少ない（図30）。この麻疹によって特に社会的パニックが起こった形跡もない。麻疹はすでに、「はしか銭」をもたらしてくれるようなインパクトのある病ではなくなっていた。

日清戦争後の明治三十年、政府は「伝染病予防規則」の六病に、猩紅熱《しょうこうねつ》とペストを加えた「伝染病予防法」を公布した。ここに近代日本の代表的急性伝染病が定まるとともに、総合的防疫体制が樹立される。

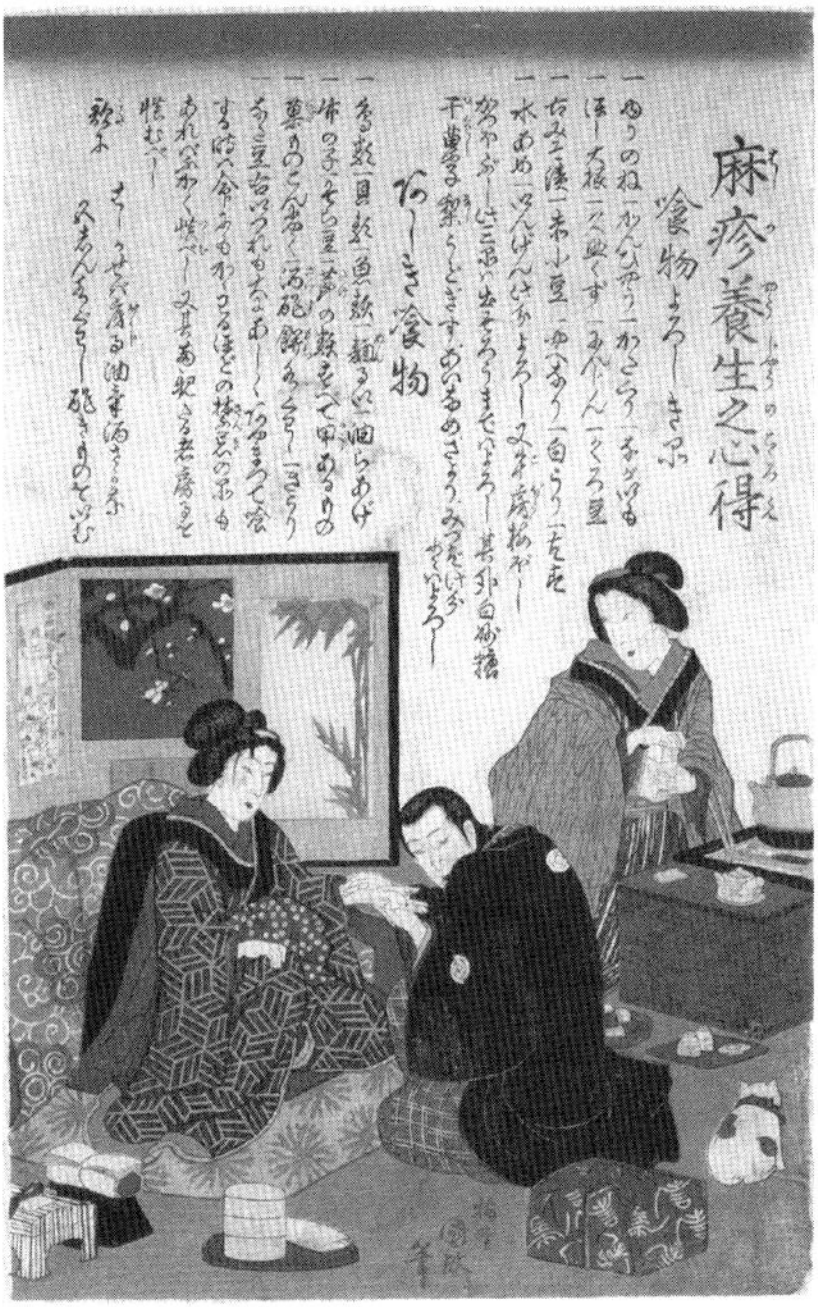

図30　はしか絵「麻疹養生之心得」
（明治18年３月．竹内英久画．内藤記念くすり博物館所蔵）

麻疹に良い食べ物，悪い食べ物のリストが載る．リストの中身は文久２年のはしか絵と同じだが，房事の禁止は患者本人でなく患者の両親に向けられる．成人患者減少の反映か．医者はざん切り頭ではあるが，江戸時代同様に黒羽織姿で脈診をしている．

麻疹はといえばプロローグでふれたように、近代化の進展に伴ってさらに流行間隔が短くなり、現代同様の小児病へと変化を遂げた。一九一〇年代の東京では二年おきくらいで流行を繰り返す。それは出島のある長崎に始まって桜前線のごとく北上するという、鎖国時代の流行病パターンからの完全な離脱であり、江戸的麻疹世界の終焉であった。

あとがき

私が麻疹を体験したのは、四歳の時だった。そのときの記憶は何も残っていないが、幼いときから繰り返し母から、私は麻疹と水疱瘡に一度にかかったために、病後はすっかり痩せ細っていたと聞かされてきた。そのようなわけで、江戸時代の人々がしきりに麻疹の後養生を気にしたのも、さもありなんと思う。

だが、麻疹の歴史研究を始めたきっかけは、この個人的麻疹体験とは関係がない。国際日本文化研究センターに博士課程の学生として在学していた頃、指導教官だった栗山茂久先生が一九九七年から三年間、「画像資料が物語る身体の文化史」という共同研究をセンター内で主催されて、そこに参加させていただいたことが、研究対象としての麻疹との出会いである。私はちょうど、江戸時代のハンセン病の歴史に関する学位論文の執筆を終えようとしていた頃だった。

共同研究の中で、病気を扱った代表的画像資料として、はしか絵の存在を教えていただいた。麻疹の約二〇年おきという長い周期性に対しても半信半疑だったが、致死的な流行病と色鮮やかな錦絵の取り合わせ、そしてそこに盛り込まれた怪しげな医療情報やまじないは、いかにもうさんくさく見え、正直なところまったく興味を持てなかった。同じく病気を扱った絵でも、疱瘡絵は子供の病気治癒に対する親たちの祈りと愛情が伝わってくるのに対して、はしか絵は通俗的な印象が否めない。

しかし、はしか絵について何か研究報告するように、と先生から課題を出された。すでに疱瘡や疱瘡絵についてはさまざまな研究が蓄積されていたが、麻疹のように〝軽い〟とみなされる病は、はしか絵も含めて当時はまだ、あまり先行研究がなかったからである。私はとりあえず江戸時代の日本の医学書と、そのオリジナルである中国医学書に載る麻疹医療について調べ始めた。すると、あの荒唐無稽に見えたはしか絵の内容が、同時代の麻疹医学を反映したものであることがわかってきた。しかも医学書以外にも麻疹養生書や麻疹戯作など、庶民を対象とした麻疹関連出版物がいろいろ残っていることもわかった。これらの史料を読んでいると、麻疹という扉から江戸時代の人々の生活空間へワープできるような、そんな感覚を味わうことができて、私は麻疹史料を読むのが面白くなっていった。医療史とは生活史でもあるのだと気づいたのも、この頃である。

結局私は共同研究が終わってからも、麻疹の史料を収集していく。共同研究の期間内に研究を完結できなかった、ということでもあったのだが。ようやく論文にできたのは、はしか絵との出会いから七年後の、二〇〇四年十二月である。

この論文をみた吉川弘文館編集部から、本にまとめてみませんか、と声を掛けていただいた。当初の計画では私がそれまで研究してきた梅毒や結核など、江戸時代にはやったさまざまな感染症も含めて、江戸時代の流行病全般についての書とする予定だった。だが、その後の調査研究の過程で新たな麻疹史料を追加するうちに、こうして麻疹だけで一書となった。

二〇一一年春、文部科学省・厚生労働省・日本医師会が作った麻疹予防接種普及ポスターは、江戸を舞台とするテレビの人気医療時代劇の主人公が採用され（原作の劇画では、医者である主人公は文久二年の江戸の町で、麻疹治療に奮闘する）、「現代《いま》なら守れる」「二回の予防接種ではしかは無くせる」というコピーが踊る。

確かに現代医学が勝利したことがらもたくさんある。しかし私は、現代医学がいまだに守れないもの、むしろ守れなくなったものもたくさんあると思っている。江戸時代に兆し始めた医療化社会が、豊かさの実感につながらないのはなぜなのか、医療社会史を通じて考え続けていきたい。

本書を書くにあたって公益財団法人武田科学振興財団杏雨書屋、京都大学図書館富士川文庫、内藤記念くすり博物館、半田稲荷の関係者の皆様に、史料閲覧や図版採録の便宜、史料に関するご助言などをいただいた。また、私に麻疹と出会わせて下さった栗山茂久先生、主要参考文献にあげた諸研究、そして本書の一般書という性格上、注記していないが、それ以外にも多くの先行研究の学恩にあずかった。吉川弘文館の永田伸氏、藤井薫氏は、仕事が遅くて優柔不断な著者を、押したり引っ張ったりしながら完成まで導いてくれた。深く感謝申し上げるとともに、こうして多くの方々に助けていただいて本書を出版できることを、幸せなことだと思っている。

うさぎ年の師走　京都にて

鈴木則子

主要参考文献

石田秀実「劉医方という誤解」山田慶兒他編『歴史の中の病と医学』思文閣出版、一九九七年。

伊藤恭子編著『病と祈りの歳時記』内藤記念くすり博物館、一九九四年。

同『はやり病の錦絵』内藤記念くすり博物館、二〇〇一年。

稲垣博美編著『病まざるものなし』内藤記念くすり博物館、二〇一一年。

氏家幹人『江戸の病』講談社選書メチエ四三七、二〇〇九年。

大石　学『吉宗と享保の改革』東京堂出版、一九九五年。

同『享保改革の地域政策』吉川弘文館、一九九六年。

加藤光男「浮世絵を読み直す　江戸っ子のマスメディア」『研究紀要』二三号、埼玉県立歴史資料館、二〇〇〇年三月。

同「文久二（一八六二）年の麻疹流行に伴う麻疹絵の出版とその位置づけ」『埼玉県立文書館紀要』第一五号、二〇〇二年三月。

同「天保期以降の出版メディアの特質とその流通」『関東近世史研究』第五一号、二〇〇二年一〇月。

鹿野政直『健康観にみる近代』朝日選書六七四、二〇〇一年。

川村純一『病の克服　日本痘瘡史』思文閣出版、一九九九年。

小林雅子「公娼制の成立と展開」『日本女性史』第三巻・近世、東京大学出版会、一九八二年。

斎藤　修『商家の世界・裏店の世界』リブロポート、一九八七年。

酒井シヅ「近世社会とコレラ」『疫病の時代』大修館書店、一九九九年。

白杉悦夫「庸医」吉田忠他編『東と西の医療文化』思文閣出版、二〇〇一年。

鈴木明子「半田稲荷社の略縁起と願人坊主」『宗教民俗研究』九号、一九九九年六月。

鈴木晃仁「麻疹の周期性と近代日本の疫病伝播の分析」『日本医史学雑誌』第五〇巻第一号、二〇〇四年。

鈴木俊幸『絵草紙屋　江戸の浮世絵ショップ』平凡社、二〇一〇年。

同『江戸の本づくし』平凡社新書五六六、二〇一一年。

鈴木則子「江戸の銭湯にみる養生と清潔」吉田忠他編『東と西の医療文化』思文閣出版、二〇〇一年。

同「江戸時代の麻疹と医療」『日本医史学雑誌』五〇巻四号、二〇〇四年十二月。

同「幕末沼津藩における湯治の諸相」日本温泉文化研究会編『湯治の文化史』論集温泉学二、岩田書院、二〇一〇年。

宗田　一『図説　日本医療文化史』思文閣出版、一九八九年。

同『図録　日本医事文化資料集成』第四巻、三一書房、一九七八年。

瀧澤利行『養生論の思想』世織書房、二〇〇三年。

立川昭二『日本人の病歴』中公新書四四九、一九七六年。

同『近世病草紙』平凡社選書六三、一九七九年。

塚本　学『徳川綱吉』吉川弘文館、一九九八年。

富澤達三『錦絵のちから』文生書院、二〇〇五年。

西山松之助『江戸歌舞伎研究』吉川弘文館、一九八七年。

原田信男『江戸の料理と食生活』小学館、二〇〇四年。

富士川游『日本疾病史』東洋文庫一三三、平凡社、一九六九年。

同　『日本医学史綱要』一・二、東洋文庫二五八・二六二、平凡社、一九七四年。

藤野　豊『強制された健康　日本ファシズム下の生命と身体』吉川弘文館、二〇〇〇年。

町田市立博物館編『錦絵に見る病と祈り　疱瘡・麻疹・虎列刺』町田市立博物館図録第一〇二集、一九九六年。

南　和男「文久の「はしか絵」と世相」『日本歴史』五一二号、一九九一年一月。

宮田　登『江戸のはやり神』ちくま学芸文庫、一九九三年。

山崎　佐『日本疫史及防疫史』克誠堂書店、一九三一年。

山田慶兒「日本医学事始」山田慶兒他編『歴史の中の病と医学』思文閣出版、一九九七年。

山本太郎『感染症と文明　共生への道』岩波新書一三一四、二〇一一年。

吉田伸之『成熟する江戸』日本の歴史一七、講談社、二〇〇二年。

著者紹介

一九五九年、静岡県に生まれる
一九九七年、総合研究大学院大学文化科学研究科国際日本研究専攻博士後期課程学位取得修了
現在、奈良女子大学生活環境学部生活文化学科准教授

主要著書・論文
『日本梅毒史の研究―医療・社会・国家』（共編、思文閣出版、二〇〇五年）「江戸時代の女性美と身体管理」（赤阪俊一・柳谷慶子編『ジェンダー史叢書8　生活と福祉』明石書店、二〇一〇年）「「物吉」考―近世京都の癩者について」（『日本史研究』三五二号、一九九一年）「江戸時代の麻疹と医療」（『日本医史学雑誌』五〇巻四号、二〇〇四年）

歴史文化ライブラリー
342

江戸の流行り病
麻疹騒動はなぜ起こったのか

二〇一二年（平成二十四）四月一日　第一刷発行

著　者　鈴《すず》木《き》則《のり》子《こ》

発行者　前田求恭

発行所　株式会社 吉川弘文館
東京都文京区本郷七丁目二番八号
郵便番号一一三―〇〇三三
電話〇三―三八一三―九一五一〈代表〉
振替口座〇〇一〇〇―五―二四四
http://www.yoshikawa-k.co.jp/
印刷＝株式会社 平文社
製本＝ナショナル製本協同組合
装幀＝清水良洋・大胡田友紀

歴史文化ライブラリー

1996.10

刊行のことば

現今の日本および国際社会は、さまざまな面で大変動の時代を迎えておりますが、近づきつつある二十一世紀は人類史の到達点として、物質的な繁栄のみならず文化や自然・社会環境を謳歌できる平和な社会でなければなりません。しかしながら高度成長・技術革新にともなう急激な変貌は「自己本位な刹那主義」の風潮を生みだし、先人が築いてきた歴史や文化に学ぶ余裕もなく、いまだ明るい人類の将来が展望できていないようにも見えます。このような状況を踏まえ、よりよい二十一世紀社会を築くために、人類誕生から現在に至る「人類の遺産・教訓」としてのあらゆる分野の歴史と文化を「歴史文化ライブラリー」として刊行することといたしました。

小社は、安政四年（一八五七）の創業以来、一貫して歴史学を中心とした専門出版社として書籍を刊行しつづけてまいりました。その経験を生かし、学問成果にもとづいた本叢書を刊行し社会的要請に応えて行きたいと考えております。

現代は、マスメディアが発達した高度情報化社会といわれますが、私どもはあくまでも活字を主体とした出版こそ、ものの本質を考える基礎と信じ、本叢書をとおして社会に訴えてまいりたいと思います。これから生まれでる一冊一冊が、それぞれの読者を知的冒険の旅へと誘い、希望に満ちた人類の未来を構築する糧となれば幸いです。

吉川弘文館

〈オンデマンド版〉
江戸の流行り病
麻疹騒動はなぜ起こったのか

歴史文化ライブラリー
342

2022年（令和4）10月1日　発行

著　者　鈴《すず》木《き》則《のり》子《こ》
発行者　吉川道郎
発行所　株式会社 吉川弘文館
〒113-0033　東京都文京区本郷7丁目2番8号
TEL　03-3813-9151〈代表〉
URL　http://www.yoshikawa-k.co.jp/

印刷・製本　大日本印刷株式会社
装　幀　清水良洋・宮崎萌美

鈴木則子（1959～）

ISBN978-4-642-75742-3